図解

眠れなくなるほど面白い

血管・血液の話

栗原クリニック東京・日本橋 院長
栗原 毅
Takeshi Kurihara

栗原ヘルスケア研究所 所長
栗原丈徳
Takenori Kurihara

日本文芸社

はじめに

「人は血管から老いる」といわれます。いい換えれば、血管や血液はわれわれの健康や若さに深く関わっているということ。あらゆる不調、病気の原因はドロドロ血液、その結果として、血管は老化してしまいます。

では、血管や血液を若返らせることなど可能なのでしょうか。

血液の流れが良好な状態である「サラサラ血液」は、健康な体を保つための基本です。全身の細胞に酸素と栄養素を送り届け、二酸化炭素と老廃物を回収する役割を血液が担っているからです。血管の老化には、「高血圧」と「ドロドロ血液」という2つの大きな要因があり、両者は密接に関係しています。血液がドロドロになることで動脈が硬化して、血圧が上昇する。その上昇した血圧によって、さらに血管が傷ついて老化が進んでしまう……。この負のスパイラルに陥らないようにするためには、血液を汚さず、サラサラの状態に保つことが大切です。

本書では、たった５つの習慣をとり入れるだけで血管・血液がみるみるよみがえる方法をお教えいたします。

そのほかにも、血管と血液の健康を保つ効果的な方法をたくさん盛り込んでいます。食習慣、運動習慣、生活習慣、そして動脈硬化にも関係する口腔ケアまで、私が長年実践し、患者さんにもお教えしている、血管・血液にとって最良の食べ方と暮らし方です。

いよいよ人生１００年時代を迎えようとしています。

健康で人生を楽しみながら生きてほしいという願いを込めて、本書を執筆いたしました。

栗原クリニック　東京・日本橋院長
栗原　毅

あらゆる不調、病気の原因は

老けた血管と
ドロドロの血液

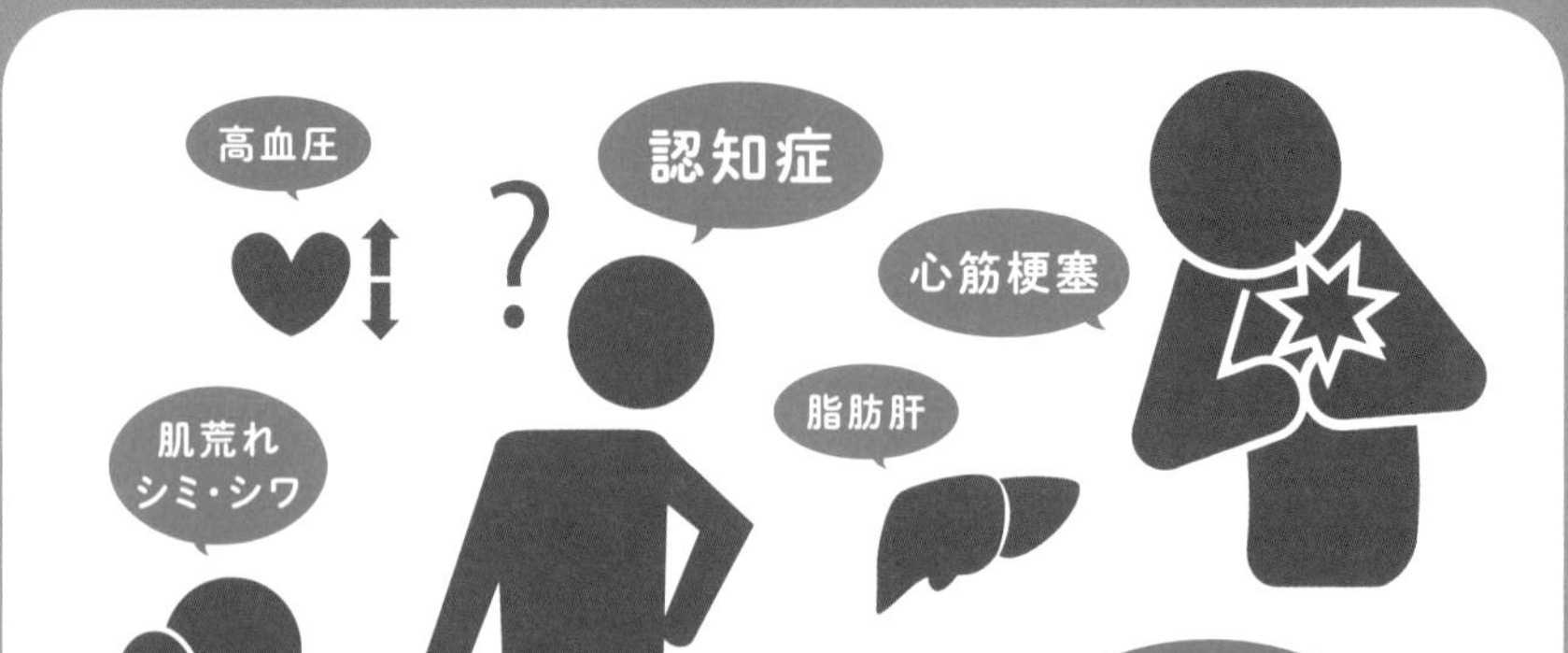

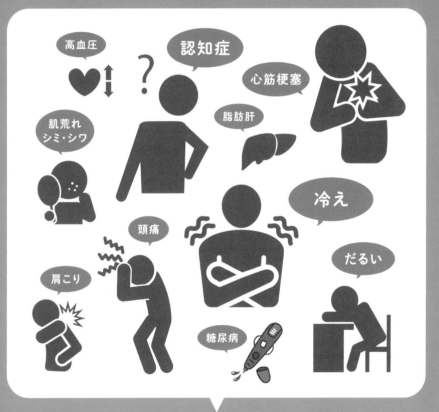

これ全部血管・血液が原因！

ですが……老けたドロドロの血液もちょっとした生活習慣の改善で、
若々しいサラサラで健康な状態になるんです。

起床直後と就寝直前が重要！

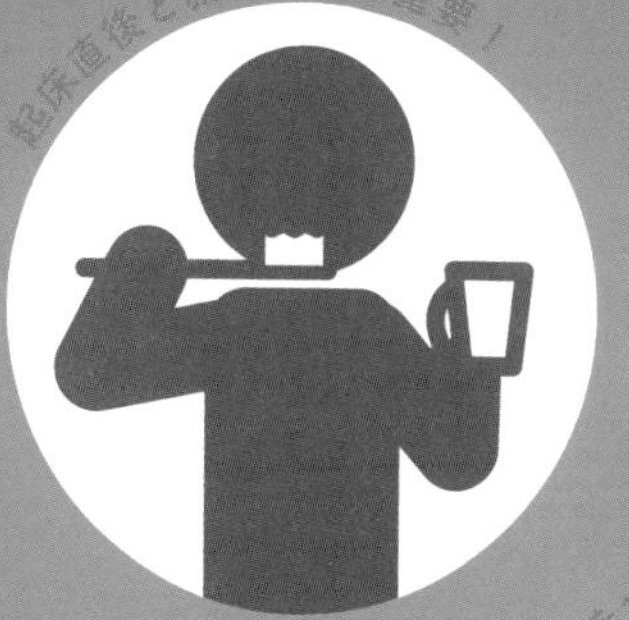

血管・血液が若返る
習慣①
血管・血液も磨く
歯磨き＆舌磨き
→P.108

食前や食事と一緒に食べる！

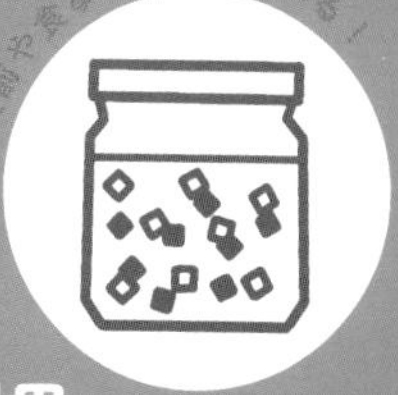

血管・血液が若返る
習慣②
新・食習慣
「血流爆上がり万能トマたま酢」
→P.72

糖質を1食一口減らす！

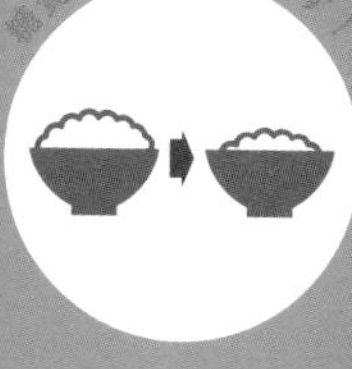

血管・血液が若返る
習慣③
血管・血液を守る
糖質ちょいオフ
→P.76

低温＆長めに入浴！

血管・血液が若返る
習慣④
血管・血液を癒やす
重炭酸温浴
→P.110

1回1分からできる！

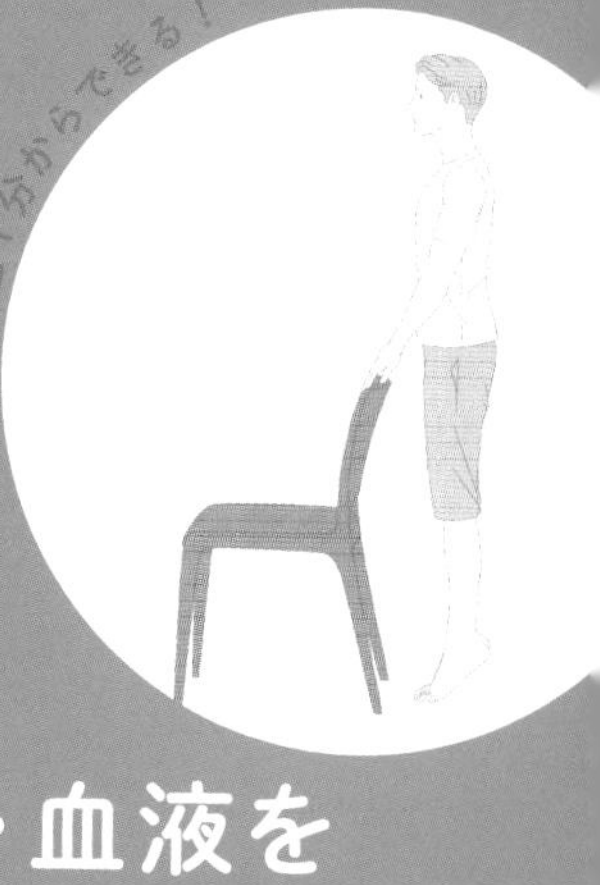

血管・血液が若返る
習慣⑤
血管・血液を鍛える
ちょいトレ
→P.118

自宅で簡単にできる
たった5つの習慣で
血管・血液は
みるみるよみがえります

年齢セルフチェック

下記の項目のチェック数で、自分の血管・血液年齢を調べてみましょう。
大まかな数字ではありますが、現状を見直すきっかけになるはずです。

生活習慣

- □ 睡眠時間は平均6時間以下
- □ 深夜まで仕事をしていることが多い
- □ 日中はデスクワークで座りっぱなしの時間が長い
- □ 休日の午前中はほぼ寝て終わる
- □ 運動は1週間に2日以下
- □ どこへ行くにも車を使用してしまう
- □ 階段よりもエレベーターやエスカレーターを使う
- □ 特に趣味がなく休日はダラダラとすごしがち
- □ たばこを1日5本以上吸う
- □ 寝る前にスマホをさわるのが習慣
- □ 風呂の温度はいつも42°C以上
- □ 歯磨きはほぼ1分以内で終わる
- □ 気がつくと口呼吸をしている
- □ 3年以内に健康診断を受けていない
- □ 血の繋がった親族に脳卒中や脳梗塞にかかった人がいる

ストレス

- □ 職場での人間関係に不満がある
- □ 休日でも仕事のことを考えている
- □ 仕事にやりがいを感じられない
- □ 職場では自分の意見があまり通らない
- □ 自分のペースで仕事をすることができない
- □ 集中力が続かない
- □ つい人の顔色をうかがってしまう
- □ 3日以内にイライラしたことがあった
- □ 以前好きだったものに惹かれなくなった
- □ 朝が弱く、なかなか起きることができない
- □ 愚痴をいえる相手があまりいない
- □ 家庭内に自分の居場所がない
- □ ストレスの発散方法がわからない
- □ マッサージに行っても肩こりが改善しない
- □ 疲れているのに夜寝つけない

自分の今の状態を知ろう!

血管・血液

食生活

- □ 朝食は食べないことが多い
- □ 揚げ物や肉料理を好んで選びがち
- □ 青魚を食べることがほとんどない
- □ 野菜の煮物やお浸しはめったに食べない
- □ 甘い物を間食で食べがち
- □ 果物を食べる頻度が高い
- □ お酒を飲む機会が多い
- □ 食べるスピードが速いと感じる
- □ 毎日、缶コーヒーやジュースを飲んでいる
- □ 定食セットより丼ものを選びがち
- □ ランチはいつも麺類を好んで選びがち
- □ ラーメンの汁は全部飲み干す派
- □ ついお腹いっぱいまで食べてしまう
- □ 薄味より濃い味が好き
- □ 夕食から寝るまで2時間未満

女性の悩み
（女性のみ回答）

- □ 更年期障害がつらいと感じる
- □ 動悸《どうき》や息切れがある
- □ 肌荒れや切れ毛、枝毛がある
- □ 夏でも手足が冷える
- □ 低血圧気味である

肥満度
（男性のみ回答）

- □ 昔と食べる量は変わっていないのに太ってきた
- □ 5年前よりも5kg 以上太った
- □ お腹だけがぽっこり出ている
- □ お腹周りが85㎝以上ある
- □ BMIが25以上ある

回答したチェックの数を書き出して、
合計で何個あったか計算してみましょう。

生活習慣 （　）個 ＋ ストレス （　）個 ＋ 食生活 （　）個 ＋ 肥満度／女性の悩み （　）個 ＝ 合計 （　）個

⬅次のページで結果をチェック!

血管・血液年齢セルフチェック

チェック結果

チェックの数が 0〜10個

実年齢 +0歳

おおむね血液サラサラで血管しなやか

血管年齢が実年齢相当の場合、血液サラサラで血管もしなやかでしょう。ただ、油断せず、これからも日々の食事や運動などで、健康的な生活習慣を心がけましょう。定期健康診断も忘れずに受診してください。

糖が多めの血液ネバネバタイプになっているかも！

チェックの数が 11〜20個

実年齢 +10歳

少しずつ血管の老化が始まっています

肥満傾向にあるため、肝臓に脂肪が異常に蓄積してしまう「脂肪肝」に注意が必要です。病気のリスクも高まるため、まずは食生活を見直し、糖質控えめの食事を。運動をとり入れるのもおすすめです。

中性脂肪が多めの血液ザラザラタイプになっているかも！

チェックの数が 21〜30個

実年齢 +15歳

少しずつ動脈硬化が進行している可能性が…

もうすでに血管が詰まりかかっている状態かもしれません。血液の巡りが悪くなると激しい息切れや動悸、強い心臓の痛みを感じることも。少しでも痛みを感じたら早めに病院の受診を。

ストレスが多めの血液ベタベタタイプになっているかも！

チェックの数が 31〜40個

実年齢 +20歳

些細なことでも異変を感じたら病院へ！

ストレス、たばこなどの日々の習慣が血管に悪影響を及ぼしています。これからも、日々の食事や運動などで、健康的な生活習慣を心がけましょう。動脈硬化になっている可能性大。早急に生活習慣を見直し、病院を受診しましょう。

さまざまな症状が混合したドロドロ血液に！

チェックの数が 41〜50個

実年齢 +30歳

要注意！病院で血管の状態を調べましょう

すでに血管はボロボロ、血液はドロドロで、いつ致命的な病気になっていてもおかしくない状態。死亡リスクの高い脳梗塞になる恐れも。病院で自分の血管の状態を知り、少しでも血管年齢を下げる努力を始めましょう。

実年齢より若々しく見える人は

血管・血液年齢が若かった！

久しぶりに同級生に会って、「若々しい！」もしくは「老けたな～」と感じることはありませんか？同じ年齢にもかかわらず、見た目が全然違う場合は、血管・血液年齢の影響かもしれません。

＼ 血管・血液年齢が実年齢より若い人 ／

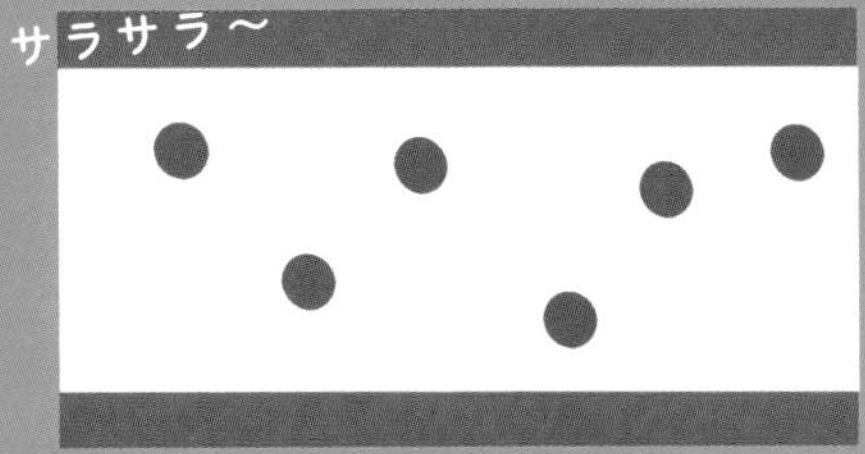

酸素も栄養素も全身を巡り、老廃物を排出！

＼ 血管・血液年齢が実年齢より高い人 ／

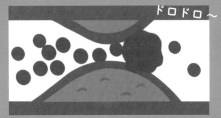

全身に酵素や栄養素が運ばれず、老廃物がたまりやすい。血管に大きな負荷が。

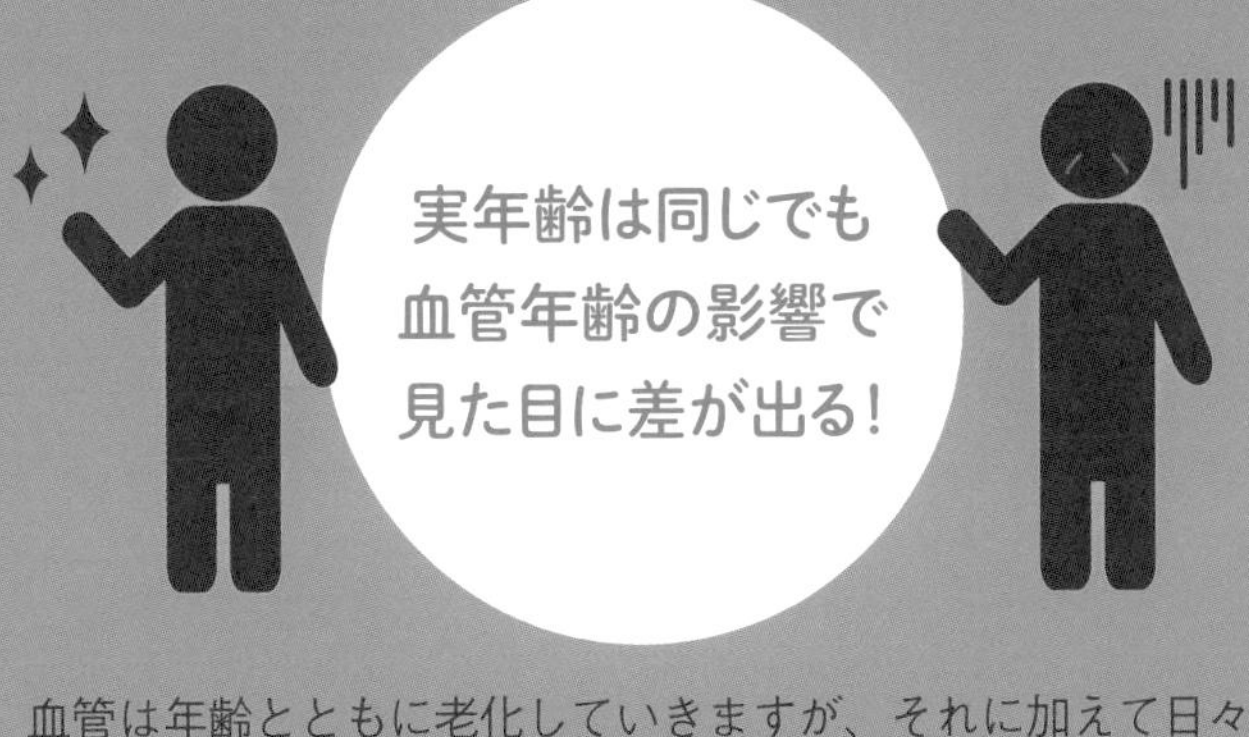

通常、血管は年齢とともに老化していきますが、それに加えて日々の生活習慣や食生活、ストレスなどで、血管の老化がさらに加速します。それによって、血液を通して酵素や栄養素を体全体に行き渡らせ、いらなくなった老廃物を排出するという代謝機能が衰え、見た目にも影響を及ぼします。

血管・血液が若返る5つの習慣

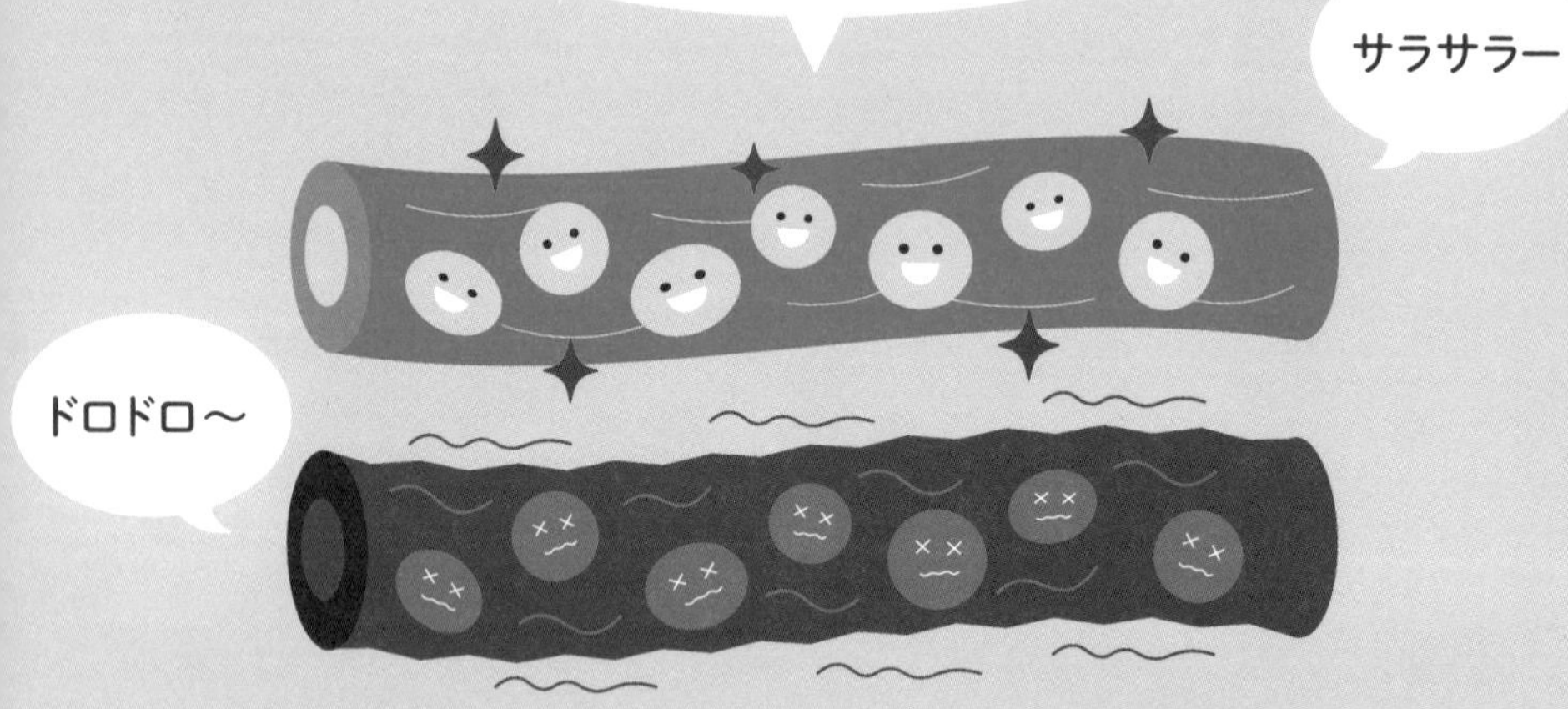

衰えて硬くなった血管やドロドロの血液を
しなやかに、サラサラの状態に戻すためには
生活習慣の改善は必須！
とはいえ、**ストイックな食事制限**や
ヘビーな運動をする必要はありません。
これから紹介する**血管・血液が若返る5つの習慣**は、
誰でも**今すぐに始められて**、どれも**簡単**。
コツコツ続けることで、
確実に血管と血液が変わります！

血管・血液が若返る
習慣①

血管・血液も磨く
歯磨き&舌磨き

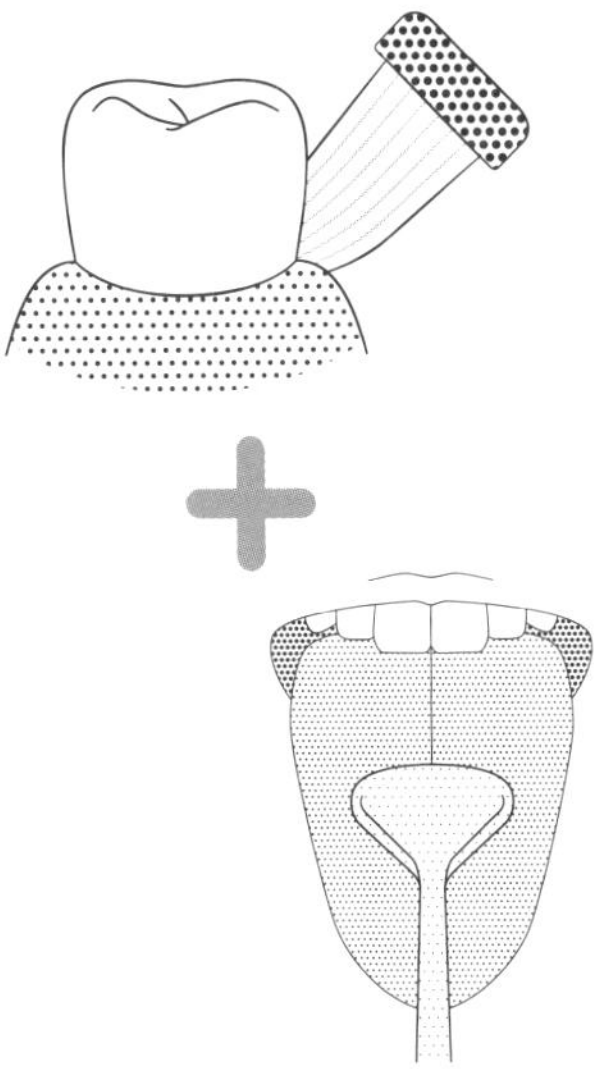

丁寧に磨くのは起床直後と
就寝直前の2回。
舌磨きは朝のみ行います。

血管・血液にいい POINT

- ●歯周病菌が体内に入るのを防ぐ
- ●腸内環境が整い、代謝機能が上がる
- ●インスリンの働きを妨げる歯周病を予防

<< 詳しくは P.108～

血管・血液が若返る
習慣②

新・食習慣
「血流爆上がり 万能トマたま酢」

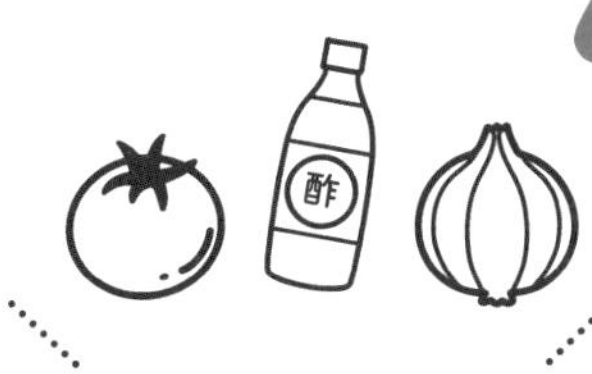

「切る」または「すりおろす」だけの簡単レシピ。
特に食前に食べると血流が超アップ！

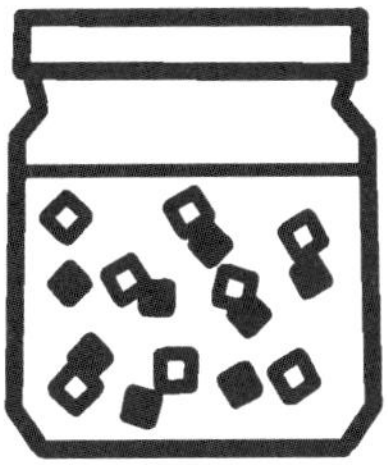

血管・血液にいい POINT

- ●血糖値の上昇や中性脂肪の合成を抑制
- ●悪玉コレステロールの発生を防止
- ●強い抗酸化作用で血圧の上昇を抑制

<< 詳しくは P.72～

血管・血液が若返る
習慣③

血管・血液を守る

糖質ちょいオフ

いつもの食事から糖質を1食一口分減らすだけ。
糖質を減らした分は、
たんぱく質が豊富な食品で補います。

血管・血液にいい POINT

- 中性脂肪がたまりにくい体になる
- 血液中の糖が過剰に増えるのを防止
- 生活習慣病になるリスクを下げる

<< 詳しくは P.76～

血管・血液が若返る
習慣④

血管・血液を癒やす

重炭酸温浴

重炭酸入浴剤を入れた
40℃以下のお風呂に
15～30分長めに浸かる

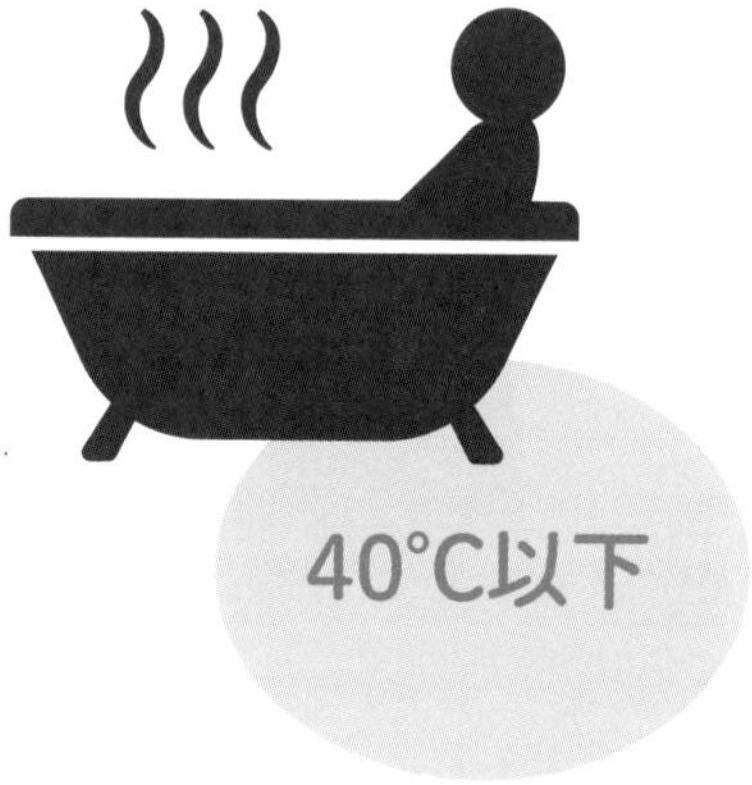

血管・血液にいい POINT

- NO《エヌオー》(一酸化窒素)の産生が高まる
- 高いリラクゼーション効果を得られる
- 体温上昇作用で睡眠の質が高まる

<< 詳しくは P.110～

血管・血液が若返る
習慣⑤

血管・血液を鍛える

ちょいトレ

1回1分程度でできる簡単な運動。
仕事や家事の合間や、
夜寝る前などにできます。

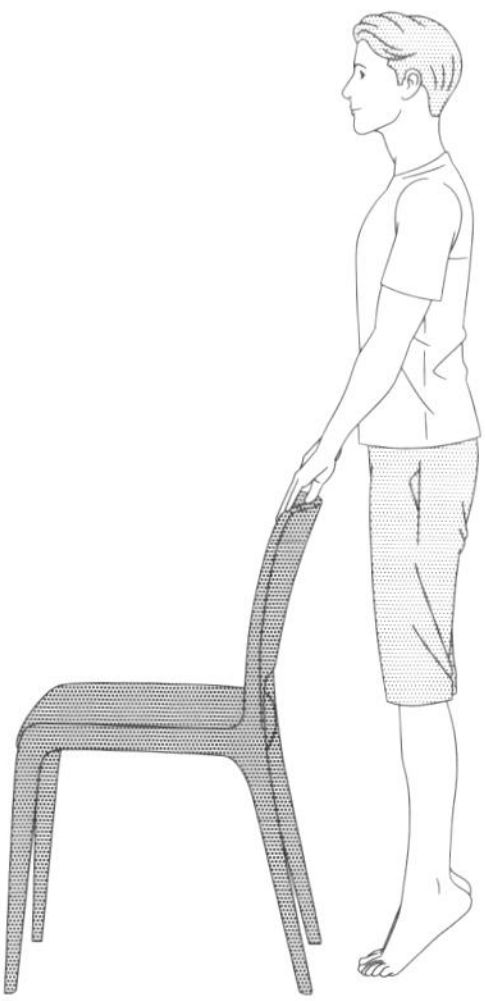

血管・血液にいいPOINT

●筋肉量が増えて基礎代謝が上がる
●血流が大幅改善し、動脈硬化を予防
●代謝機能が上がり、自律神経も整う

<< 詳しくはP.118～

ほんの少しだけ生活習慣を改善すれば
血管はしなやかに、血液はサラサラに!

継続することで
命を脅かす動脈硬化を
避けることができ、
認知症や心筋梗塞の
リスクが下がる!

contents

第1章

血管と血液は いくつになってもよみがえる

第2章

血管と血液が汚れると不調＆老ける原因に

第3章 血管と血液がみるみる若返るすごい食事術

COLUMN

第4章 1分からできるプラス習慣で血管と血液が健康に！

※本書で紹介しているセルフケアやエクササイズなどは、あくまでもご自身の判断にて行うようお願いいたします。持病・体調に不安がある方は、予めかかりつけ医にご相談ください。本書の内容の実践による事故、クレーム等は当社ではお受けできません。

第1章

血管と血液はいくつになってもよみがえる

4人に1人が要介護になる時代 その原因は血管と血液の老化

健康寿命を延ばすのは血管と血液

要介護の２０４５年問題をご存じですか。２０４５年には首都圏で高齢者の割合が30%を超え、地域によっては40%を超えると予測されています。要介護認定者は２０２０年の約６６０万人から約９００万人まで跳ね上がる見込みです。

要介護となる原因の第一位が認知症。厚生労働省は、２０２５年には軽度認知障害（ＭＣＩ）を含め、高齢者の５人に１人が認知症になると予測しています。**認知症というと脳だけの問題であると考えられがちですが、実は血管や血液が大きく関わっています**。そのほか、介護の原因の上位に上がる脳卒中、心疾患、糖尿病もまた血管・血液の病気といえるでしょう。つまり、血管・血液が健康ならば、これらの病を遠ざけ、健康寿命を延ばせるのです。そこで、よく覚えておいていただきたいのは、**年齢＝血管年齢ではない**ということ。もし「まだ若いから認知症なんて関係ない」と思っていたら大間違いです。40代でも血管年齢は70代という人は少なくありません。ただし、**血管・血液はいくつになっても若返らせることができます**。

私が「血液サラサラ・ドロドロ」という言葉をつくり、使い始めて30年余り。サラサラが健康でドロドロが不健康であることは、みなさんもご存じだと思います。では、どうすればドロドロをサラサラに変えられるのか。まずは、この章でご自身の血管と血液に注目してみましょう。

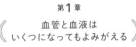

血管の老化があらゆる病気・不調の原因

加齢や生活習慣が引き起こす血管の老化現象を動脈硬化といいます。動脈硬化が進行すると、さまざまな病気の原因になります。

●動脈硬化の発生と進行

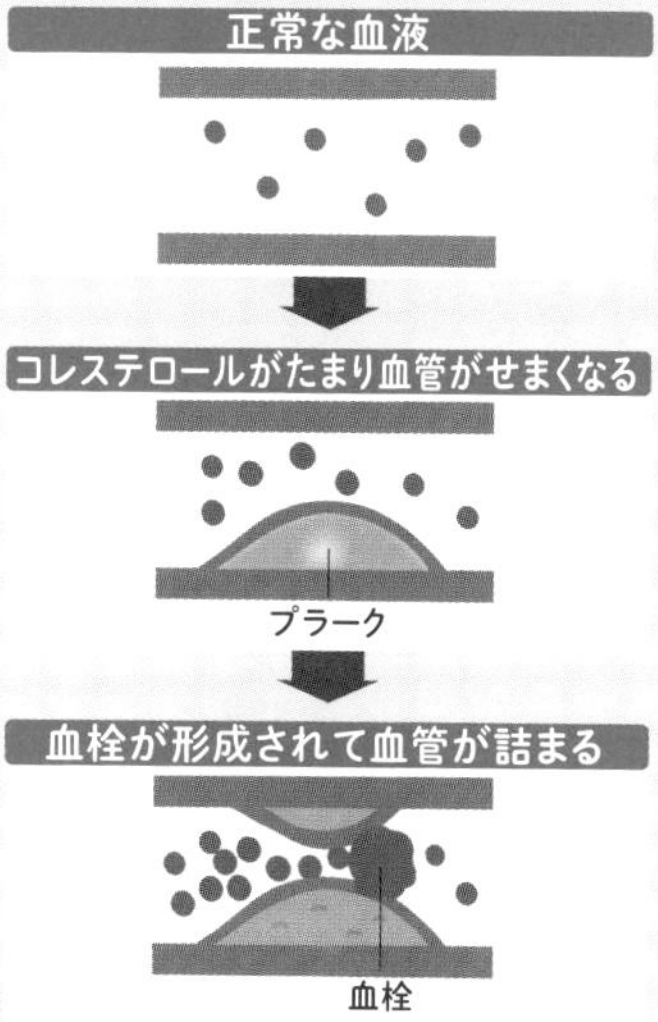

ピカピカのしなやかな血管とスムーズに流れる血液。

プラークができ、内壁がせまくなると血流が悪くなる。

プラークが傷つき血栓が形成され血管がふさがる。

血管の老化「動脈硬化」とは

血管の壁が硬く、弾力性が失われた状態。加齢とともに進行しますが、食生活の乱れ、運動不足、喫煙などで体内の悪玉コレステロールが増え、それらが血管にたまってコブ（プラーク）をつくり、血液の流れを悪くします。

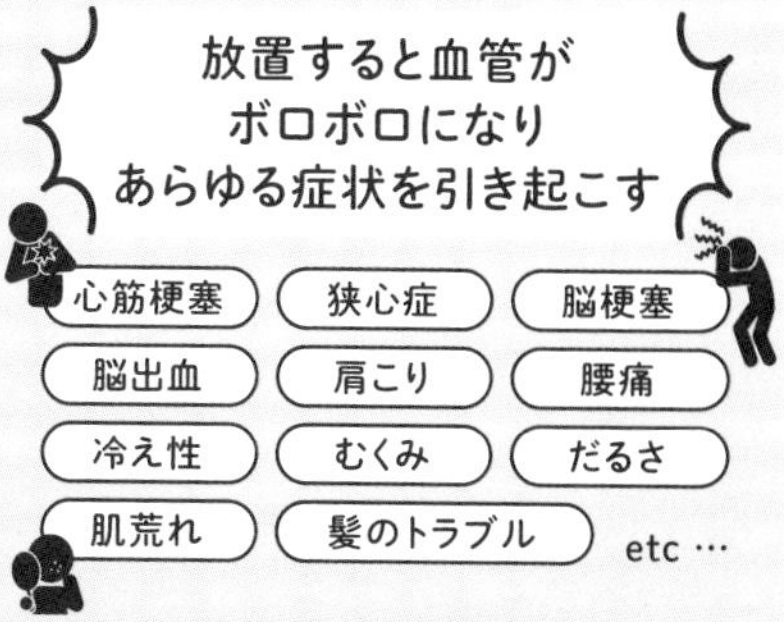

要介護となる原因の半数近くに関わる血管・血液

●要介護となる原因

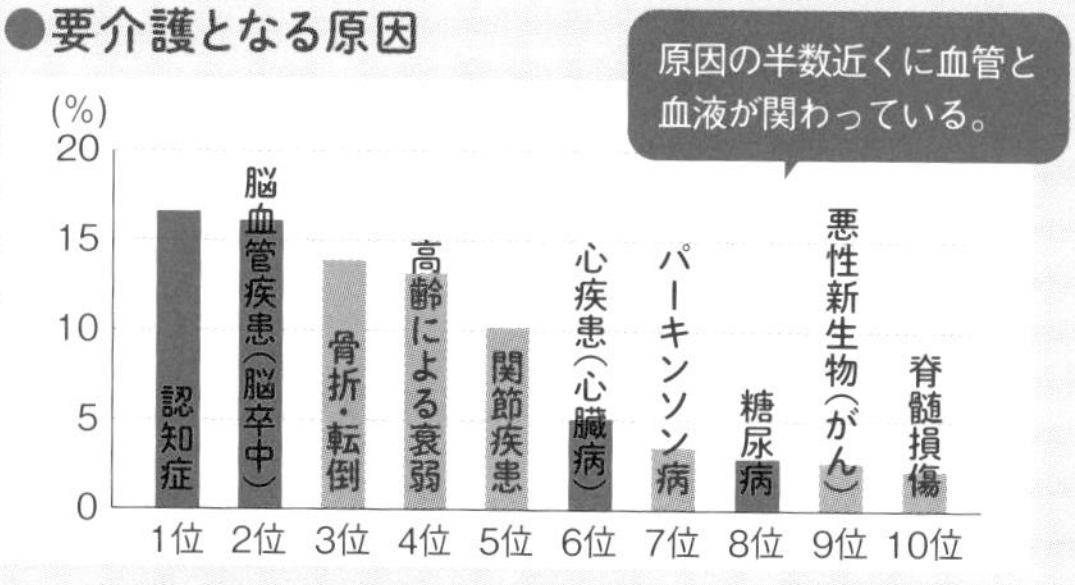

出典：厚生労働省「2022年 国民生活基礎調査」をもとに作成、一部改変。
※要支援者を含む

若々しい血管と血液が健康寿命を延ばす！

1位の認知症、2位の脳卒中、6位の心疾患（心臓病）、8位の糖尿病は血管と血液に関わる病気です。つまり、血管と血液が若々しい状態であれば、健康的に長生きできる可能性が高くなるということでもあります。

血管が老化する2大要因は高血圧とドロドロ血液

老けた血管は古くなったホース

「血管年齢」という言葉があるように、血管も老化します。では、若々しい血管と老けた血管とでは、何が違うのでしょうか。簡単にいうと、血管を流れる血液の勢いが違います。

心臓から送り出された血液はわずか1分ほどで体内を巡って心臓に戻ってきます。この勢いを保つには心臓だけでなく、**動脈の中にある平滑筋《へいかつきん》という筋肉の力が必要。この平滑筋がポンプのような役割を果たし、血液を勢いよく送り出しています**。つまり若々しい血管とは、この平滑筋がしなやかで力強く動いている血管のこと。一方、老けた血管は平滑筋が衰えて硬くなり、ポンプ機能が正常に働きません。その結果、血流が悪くなり、十分な酸素や栄養素を全身に届けるのが困難に。老けた血管を古いホースに例えるとわかりやすいでしょう。蛇口から勢いよく水が流れてくると、劣化して弾力がないホースは水圧によってひび割れたり、詰まったりしてしまいます。恐ろしいことに血管にも同じことが起こり得るのです。

一体、何が原因で古いホースのように血管が劣化するのでしょうか。それには２つの大きな要因があります。１つは**「高血圧」**。**血圧が高いと、心臓が鼓動するたびに血管の内側に強い力が加わりダメージを受けます**。もう１つは**「ドロドロの血液」**。**血液が流れにくいため押し出す力が余計に必要となり、平滑筋が疲弊**してしまいます。

血管の老化の要因① 高すぎる血圧

血液が血管の壁を押す圧力を「血圧」といい、それが高くなると「高血圧」ということになります。血管を傷つけ、硬化させる原因になります。

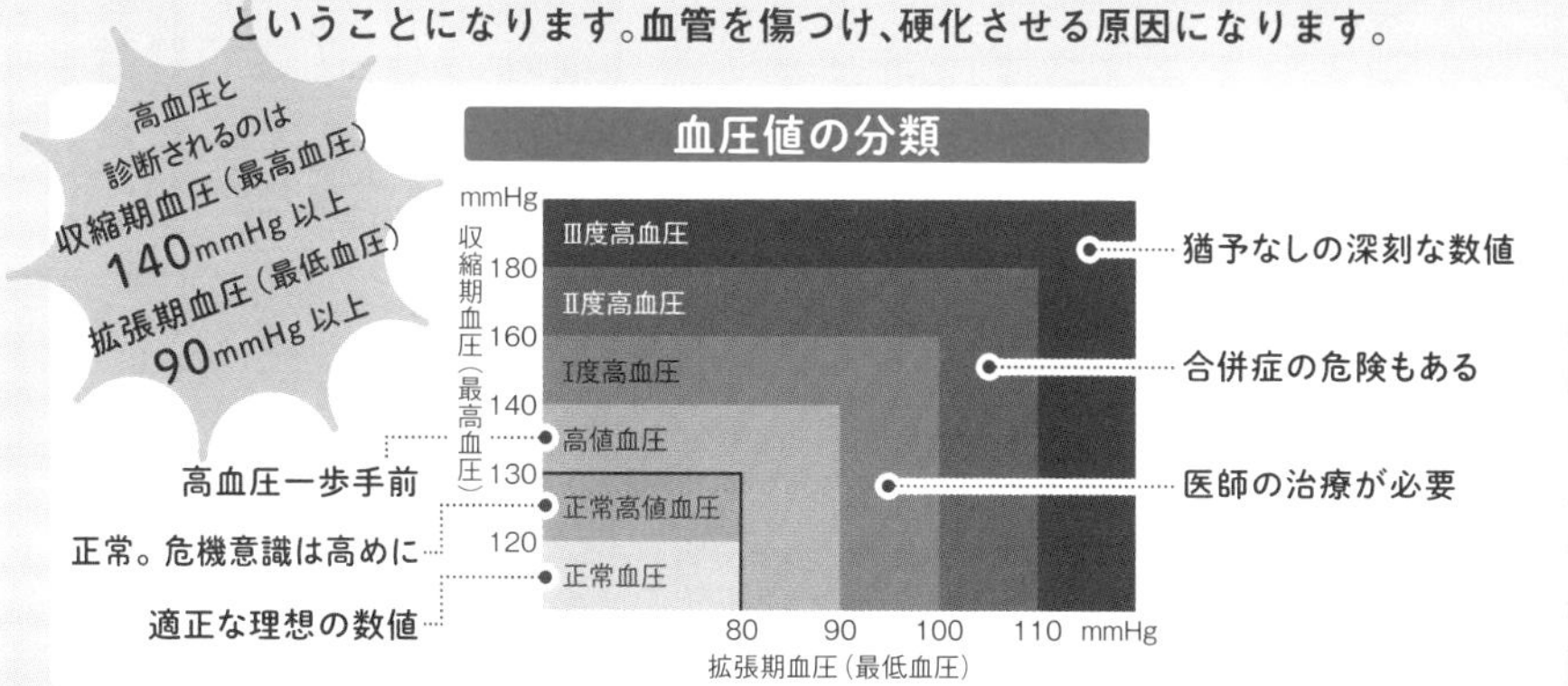

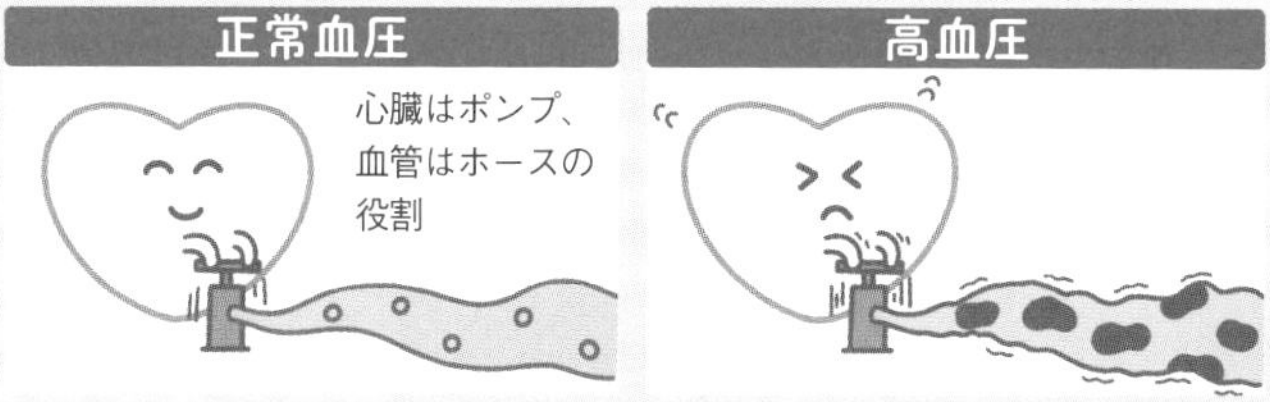

血圧が高いと血管が老化。血管の弾力性が失われ、血流が滞ります。すると心臓はより強い力で血液を押し出さなければならなくなり、さらに血管の硬化が進行するのです。

血管の老化の要因② ドロドロの血液

血液は、赤血球・白血球・血小板の３つの血球（細胞成分）と血しょう（液体成分）でできていて、血球同士がくっつき合うことで流れが悪化します。

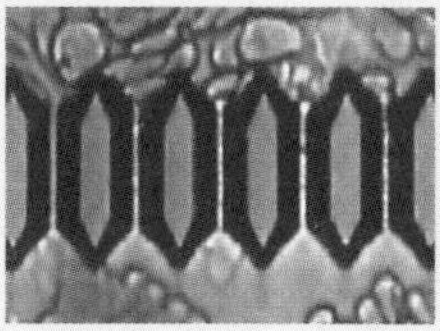

赤血球が不良化し、自由に形を変えられなくなって細い血管を通り抜けられない状態（詳しくはP.28）。

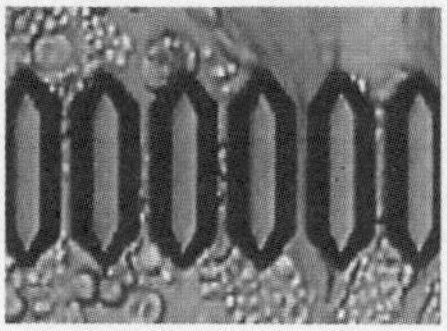

血小板が粘っこくなって血管の壁にくっつき、血流が滞る状態（詳しくはP.30）。

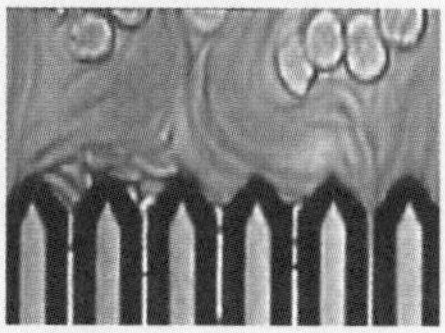

白血球がベタベタになり、血管の壁にくっつきやすい状態（詳しくはP.32）。

高血圧の人は血管を強い力で1日10万回も殴られている

血管への強い圧力で老化は進む

血管が老化する大きな要因の1つが「高血圧」です。では、高血圧とは具体的にどのような状態なのでしょうか。そもそも、多くの方々が気にする「血圧」とは何を示しているのか。ここで確認しておきましょう。

心臓はポンプのように収縮したり拡張したりしながら血液を血管へ送り出しています。血圧とは、そのときに血管にかかる圧力のことです。**血液がドロドロとして流れにくいと、その分、強い力で押し出さなければならず、血管への圧は強くなります。この圧が通常より強くなりすぎるのが、高血圧です**。例えていえば、血管が拍動ごとに「ハンマーで殴られている」ようなもの。**1分間の心拍数が70回だとすると、1日に約10万回も強い力で殴られている**ことになるのです。当然、血管は大きなダメージを受け、老化が進みます。

老化すると、血管は弾力性がなくなって硬くなります。硬くなった血管の内壁は傷つきやすく、傷ができるとそこに血液中のコレステロールが付着。やがてコブのような「プラーク」となり、血液の通り道である血管内をせばめることになります。これが「動脈硬化」といわれる状態です。**血管がせまくなればなるほど、血液は流れにくくなり血圧もさらに上昇するという悪循環**に。それだけでなく、心筋梗塞や脳梗塞といった突然死を招く病を引き起こす可能性まで高まります。

そもそも血圧とは何……?

**血圧は、心臓から送り出された血液が、血管の壁を押す力(圧力)のこと。
収縮期と拡張期の2種類の血圧で判断します。**

血圧の仕組み

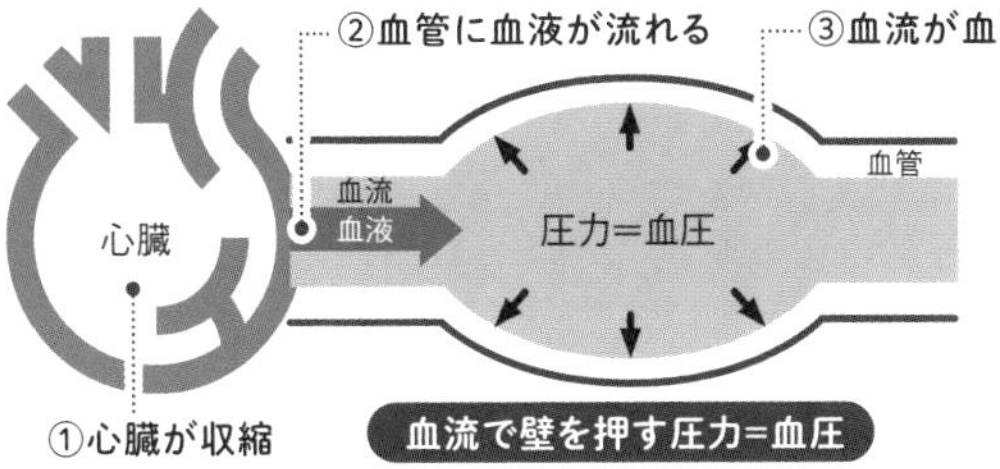
③血流が血管の壁を押す

血圧値は、心臓から押し出される血液量(心拍出量)、血管内の血液の流れへの抵抗(末梢血管抵抗)、血管の弾力性によって決まります。

最高血圧=収縮期血圧

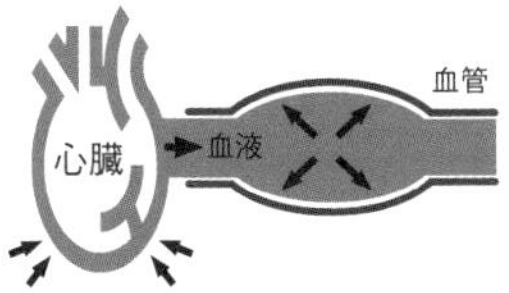

心臓が収縮して血液を送り出すときの血圧。
最大血圧といわれることもある。

最低血圧=拡張期血圧

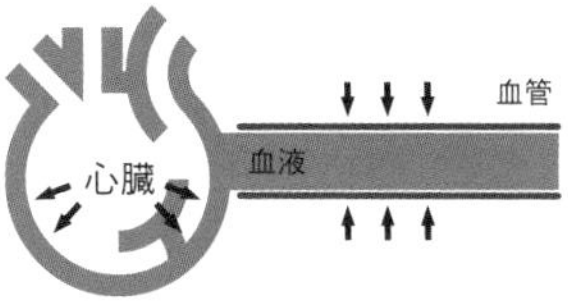

心臓がふくらみ、次に送り出す血液をためている状態。最小血圧といわれることもある。

●血圧の1日の変動例

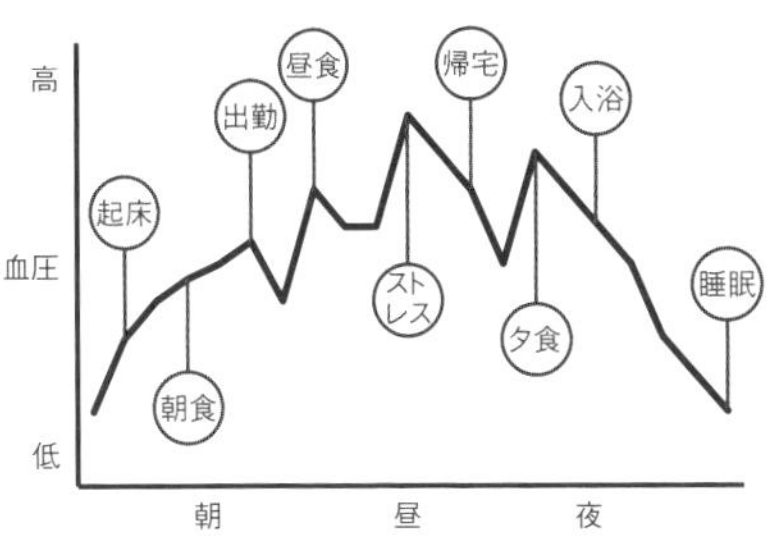

1日の中で血圧はめまぐるしく変化する

血圧は、朝起きるときに高くなりはじめ、活動量の多い日中は高め。睡眠中が最も低くなります。日常生活の変動だけでなく、怒る、笑うといった感情の動きにも左右されます。1日の中で変動があるのは自然なことですが、急激な上昇下降は血管に負担をかけます。

怖い病気を引き起こす ドロドロ血液になる4大原因

4つの原因を排除すれば血液サラサラに

血管を老化させるもう1つの要因は、「ドロドロの血液」。血液がドロドロになる原因は色々ありますが、なかでも影響が大きいのが**「糖」「中性脂肪」「ストレス」「歯周病菌」の4つ**です。

まず、「糖」は体を動かすエネルギー源となる栄養素で、生命活動に欠かせないものです。しかしとりすぎは禁物。**血液がネバネバになって流れが悪くなり、血管を詰まらせることも。**慢性的に血中の糖が多い状態だと、糖尿病へと発展します。

「中性脂肪」は、糖が不足したときの代替燃料として使われるほか、体温を保ったり、内臓を正しい位置に固定したりといった重要な役割を果たします。ただし増えすぎると、**使われなかった中性脂肪が体脂肪となって内臓や皮下に蓄積し、血液中に溶け出すことで血液を汚してしまいます。**

また、「ストレス」も血液にダメージを与えます。その影響は思いのほか大きく、**強いストレスは血液を瞬間的にネバつかせ**、流れを悪くします。

さらに近年の研究では血液を介した「歯周病菌」の影響も指摘されています。**歯茎から血液に入り込んで全身を巡り、糖尿病や動脈硬化、心筋梗塞の原因**になることが明らかになってきました。

以上のような原因で血液は汚れてドロドロになりますが、ひと口にドロドロといっても4つの原因によって汚れ方はさまざまです。次からは、原因別に血液の状態を見ていきましょう。

血液を老けさせる最も危険な4つの原因

糖

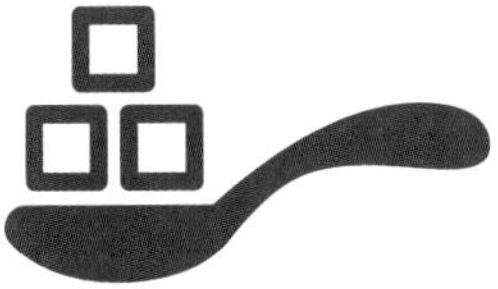

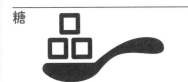

体を動かす燃料ともなる、生命活動に欠かせない重要な栄養素。ですが、とりすぎると血液がネバネバになり、血流を滞らせます。糖をとりすぎた高血糖の状態が続くと糖尿病になり、動脈硬化を進行させてしまいます。**健康診断の数値では、HbA1cの値が5.6%を超えると要注意です。**

中性脂肪

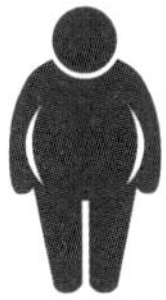

糖が不足した際の代替燃料となるもので、体温を維持する、内臓を衝撃から守るなど体にとって大切な働きをしています。**多すぎると脂肪肝となり**、生活習慣病の原因に。**健康診断での基準値は、空腹時30～149mg/dL**とされています。**中性脂肪値が150mg/dL**以上の場合、さまざまな病気が疑われるようになります。

ストレス

ストレスは目には見えませんが、実は血液を老けさせるとても大きな原因です。**人づきあい、過労、睡眠不足、過度の運動**など原因はさまざまですが、ストレスを受けるだけで血液の流れが一気に悪くなることもわかっています。**血液検査でリンパ球の数値が35%を下回るとストレス度が高い**可能性があります。

歯周病菌

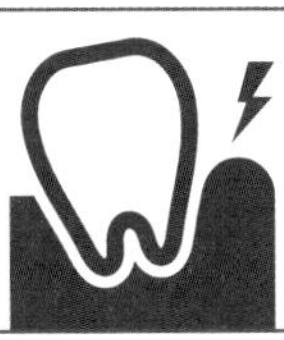

血液に悪影響を与える毒素と考えていただきたいのが歯周病菌です。口腔内の歯周病菌を含む悪玉菌が血液に入って全身に広がり、**糖尿病、動脈硬化、心筋梗塞、アルツハイマー型認知症**などさまざまな病気の要因になっていることが判明しています。毎日の歯磨きはもちろん、歯科医院などでの定期健診も必ず行ってください。

これらすべてが血液を汚し、老けさせる原因！

「高血糖」の人の血液はネバネバタイプ

血糖値が高いと赤血球が硬くなる！

高血糖とは、血液中の糖が過剰になり血糖値が高い状態が続くこと。**空腹時の血糖値が１００mg/dL以上だと、高血糖**とされています。

主な原因は、偏った食事や運動不足、ストレスなどの生活習慣の乱れ。特に糖質のとりすぎは血糖値の上昇に直結。糖質は甘いものだけでなく、ごはんやパンなどの炭水化物にも含まれるので、無自覚に大量の糖質を摂取して高血糖になることも。また、高血糖は肥満の人に多いとされていますが、お菓子や吸収の早い糖を含む食品をよく口にする人は、たとえ痩せていても油断大敵です。

この高血糖をそのまま放置すると糖尿病を発症する可能性が高く、脳梗塞や心筋梗塞の原因にもなりかねません。なぜなら、**高血糖の人の血液はネバネバとしたハチミツのような状態**だからです。

血液は赤血球、白血球、血小板の３種類の血球と血しょうで構成されますが、高血糖など何らかの要因で血球が変性すると血液がドロドロになります。血液中に糖が多い場合は、赤血球が不良化します。どういうことかというと、通常、**赤血球は柔軟で、細長くなったり平たくなったりと形を自在に変えながら細い血管を通り抜けますが、不良化すると赤血球は硬くなります**。すると、形を変えられずに血管の内壁に引っかかったり、血管を詰まらせたりしてしまうのです。このときの血液の状態を「ネバネバタイプ」と呼んでいます。

糖をとりすぎるとネバネバ血液に

下記の写真は赤血球が不良化し、ハチミツのようなネバネバ血液になった状態です。正常な状態であれば、この隙間を血液がスムーズに流れていきます。

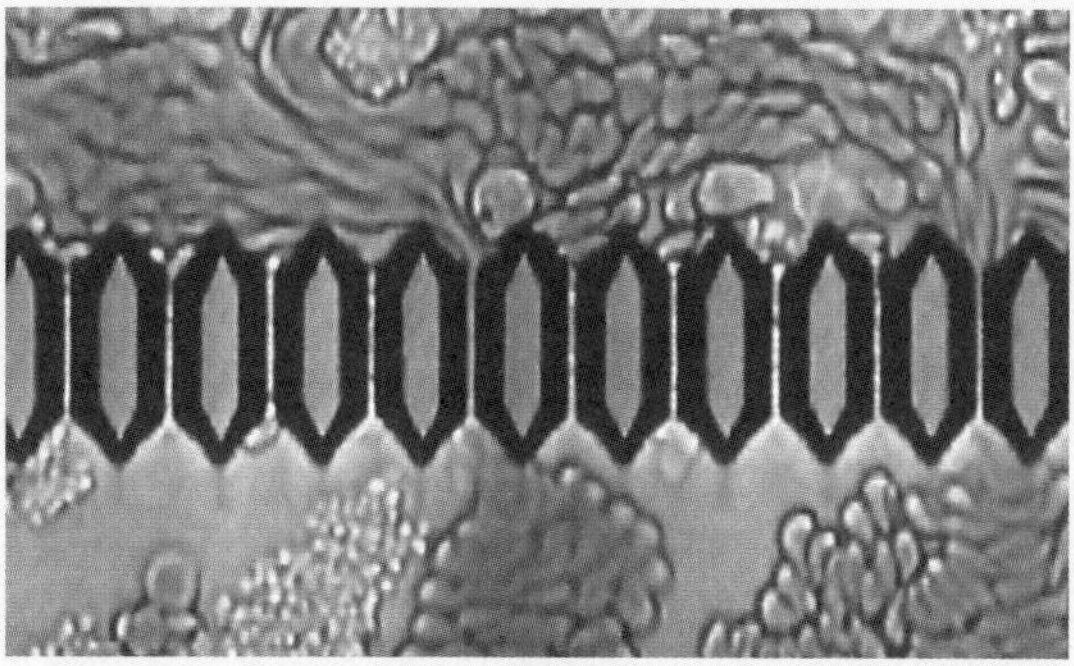

硬くなった赤血球が細い血管を通れずたまっている状態。

正常であれば柔軟に形を変えることができる赤血球が、血液中の糖が多すぎると不良化し、硬くなります。ハチミツのようなネバネバした状態で細い血管を通ることができなくなります。

現代人の多くは糖をとりすぎている

●1日の食生活で摂取している糖質の量

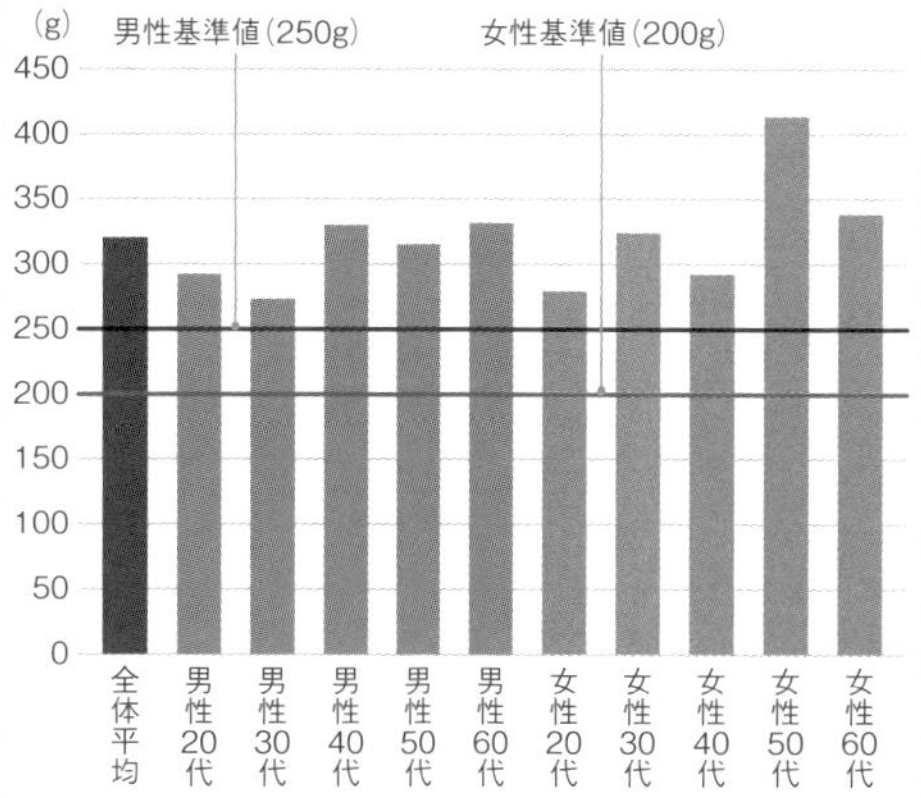

※サッポロビール調べ（栗原毅監修）
出典：サッポロビール株式会社「食習慣と糖に関する20～60代男女1000人の実態調査」より作成

●高血糖の診断基準

空腹時血糖値　単位：mg/dL

基準範囲	要注意	異常
99以下	100～125	126以上

HbA1c　単位：%

基準範囲	要注意	異常
5.5以下	5.6～6.4	6.5以上

グラフから、全世代の人が無意識のうちに糖を過剰摂取していることがわかります。食事や間食での糖質量を日常的に意識することが大切です。糖尿病と診断されるのは、空腹時血糖≧126mg/dL、かつ「HbA1c≧6.5%」の場合です。

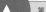

「中性脂肪」が高い人の血液はザラザラタイプ

血小板がくっついてザラメ状に！

私たちが食べたものは体を動かすエネルギーとなって消費されますが、余ると中性脂肪（皮下脂肪や内臓脂肪といった体脂肪）として体内に蓄えられます。つまり、中性脂肪がたまりすぎると肥満や脂肪肝を招いてしまうのです。この中性脂肪の数値が高い人、脂肪肝と診断された人の血液は、ほぼ間違いなく「ザラザラタイプ」です。

「ザラザラ」とはどういった状態なのかというと、**無数の血小板がくっついて塊になり、ザラメをまぶしたおせんべいの表面**のようになっています。そんなふうにゴツゴツした血液の状態では、血管の壁に引っかかったり傷をつけたりして、血管の老化を早めてしまうのは明らかです。

ザラザラタイプは、血小板が粘っこくなってくっつき合うことから始まります。その原因が中性脂肪。血液中に中性脂肪が増えると、**中性脂肪の燃えカスで赤血球の膜をもろくする物質（レムナント）も増加**。そのため赤血球の膜が壊れやすくなり、血管壁にあたってはじけます。すると中から**ＡＤＰ（アデノシン二リン酸）という物質が放出されます。この物質が血小板を粘っこくして塊ができやすい状態**にしてしまうのです。

中性脂肪は、健診の数値が基準値内の人でも、前日の飲酒などで急激に上がり、血液がザラザラタイプに豹変《ひょうへん》します。これが頻繁に起こると慢性化するので、早めに対策しておきましょう。

中性脂肪が多すぎるとザラザラ血液に

下記の写真は血小板がゴツゴツとしたザラメ状になってしまった状態です。血管を詰まらせるだけでなく、傷をつけてしまう原因にもなります。

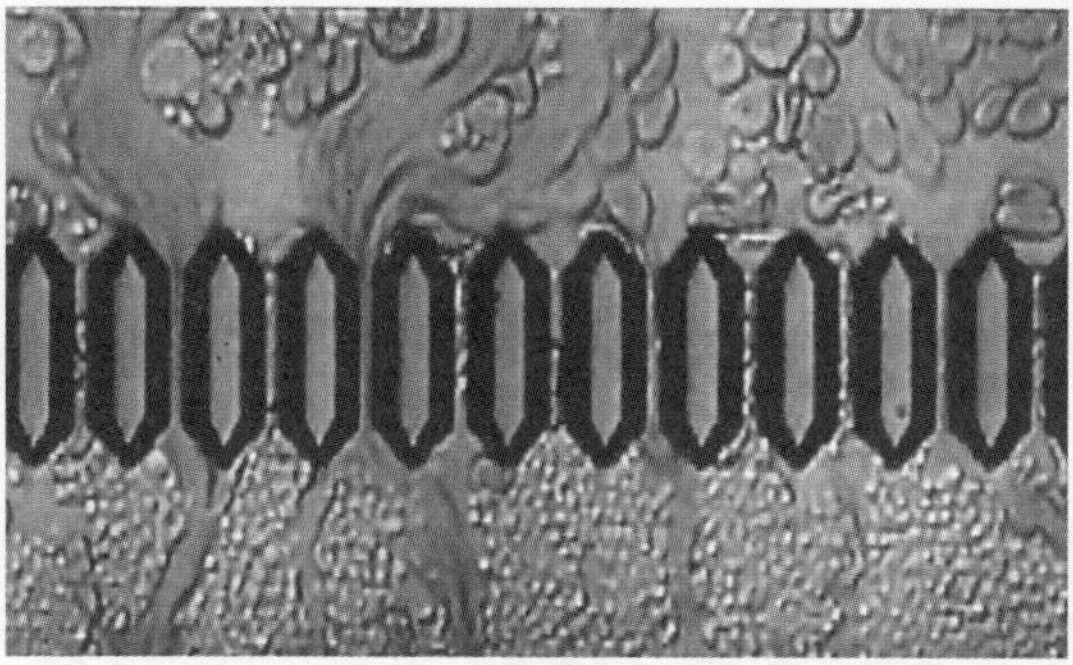

中性脂肪値が高く、脂肪肝と指摘されたらこの血液タイプ。無数の血小板がくっついてザラメ状になり、血流を悪くするだけでなく、血管の壁を傷つけます。

角のあるザラメ状になった血小板の塊が血管に引っかかった状態。

中性脂肪は基準値超えで動脈硬化まっしぐら

中性脂肪が基準値を超えると、脂質異常症の1つ「高トリグリセライド血症」と診断されます。この状態は、血管の老化である動脈硬化を加速させます。

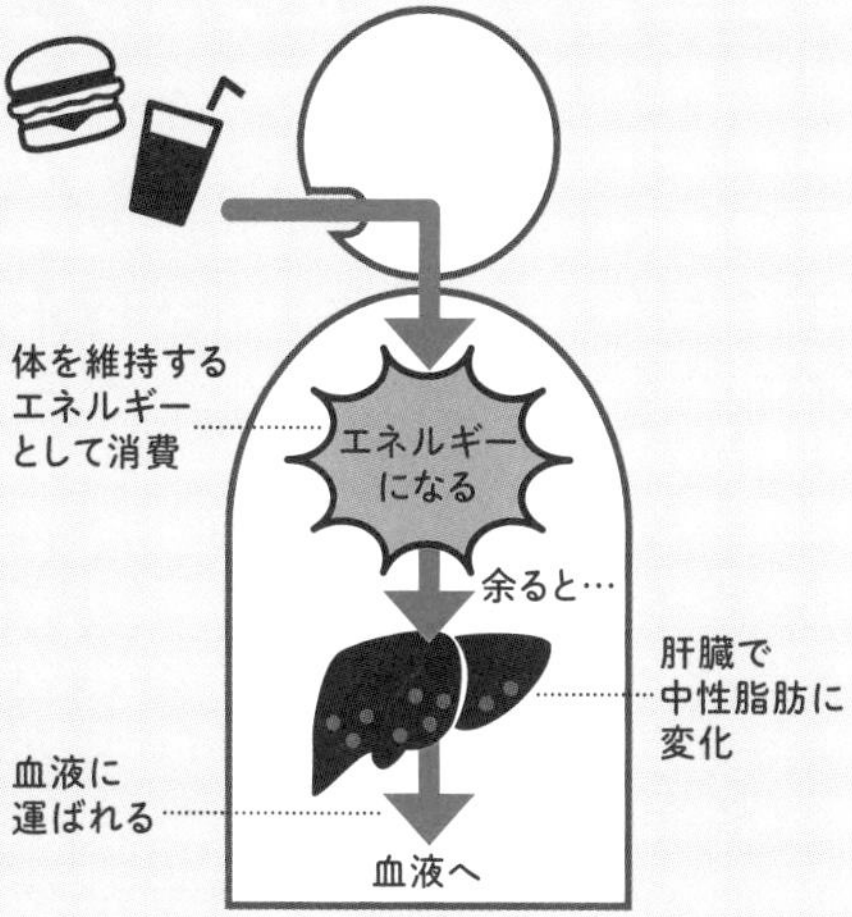

とりすぎた脂肪や糖が中性脂肪に変化する

食事でとった栄養は、生命維持のエネルギーとして消費され、余ると肝臓で脂肪酸となり、中性脂肪に変化し血液に運ばれます。余分な中性脂肪は血液を汚す原因となり、動脈硬化を促進します。

中性脂肪の基準値
30～149mg/dL

基準値を超えると脂質異常症の1つ「高トリグリセライド血症」に。男性は30代、女性は50代から急増するといわれています。

「ストレス」を感じている人の血液はベタベタタイプ

ベタベタの白血球が血流を妨げる

「ストレス」は血液の状態を大きく左右する要因です。心の問題だと見過ごされがちですが、体に与える影響は甚大。実際、ストレスを受けると白血球の中のリンパ球の割合が減少することがわかっています。**自分にストレスがあるかどうかは、血液検査でのリンパ球の数値で一目瞭然**です。

また、強いストレスを受けると、アドレナリンという血管を収縮させるホルモンが大量に放出されます。すると、一気に血管が縮んで血流が悪化。同時に血圧が上昇し、心拍数も上昇します。そうなるとポンプの役割をする心臓や血管の壁に負荷がかかり、血管にダメージを与えることになるのです。私はこのときの血液の状態を、「ベタベタタイプ」と呼んでいます。

なぜ「ベタベタタイプ」なのかというと、白血球が糊《のり》のようにベタベタしているからです。ベタベタしているので白血球同士がくっつき、さらに、血管の壁に張りついて血液の流れを妨げてしまいます。また、**ベタベタになった白血球が活性酸素にさらされると、さらに質の悪いものに変質し、血管を劣化**させることもわかってきました。

ここでつけ加えたいのは、ストレスには精神的なものと肉体的なものがあること。悩みや不安といった心に受けるストレスばかりが注目されますが、それだけでなく過労や寝不足、過度な運動といった体への負担も大きなストレスになります。

ストレスによるダメージを受けたベタベタ血液

下記の写真は白血球が糊のようにベタベタになってしまった状態です。
目に見えないストレスも、血液検査をすることで一目瞭然です。

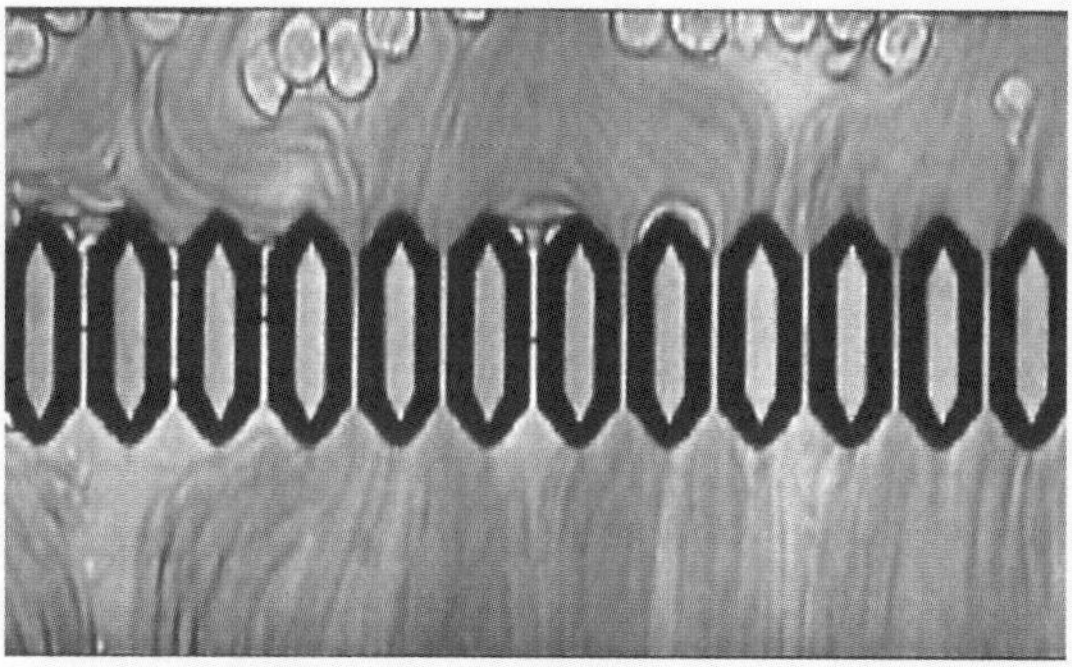

白血球が糊のようにベタベタくっついて巨大化

さまざまなストレスの影響で増えた白血球同士が、糊のようにベタベタとくっついて血管の壁などに付着。血液の流れを悪くします。

日常に潜むストレスが血管・血液を傷めつける

心や体にストレスがかかると血管が収縮。
血圧が上昇し心拍数も上がるので、心臓や血管に負担がかかります。

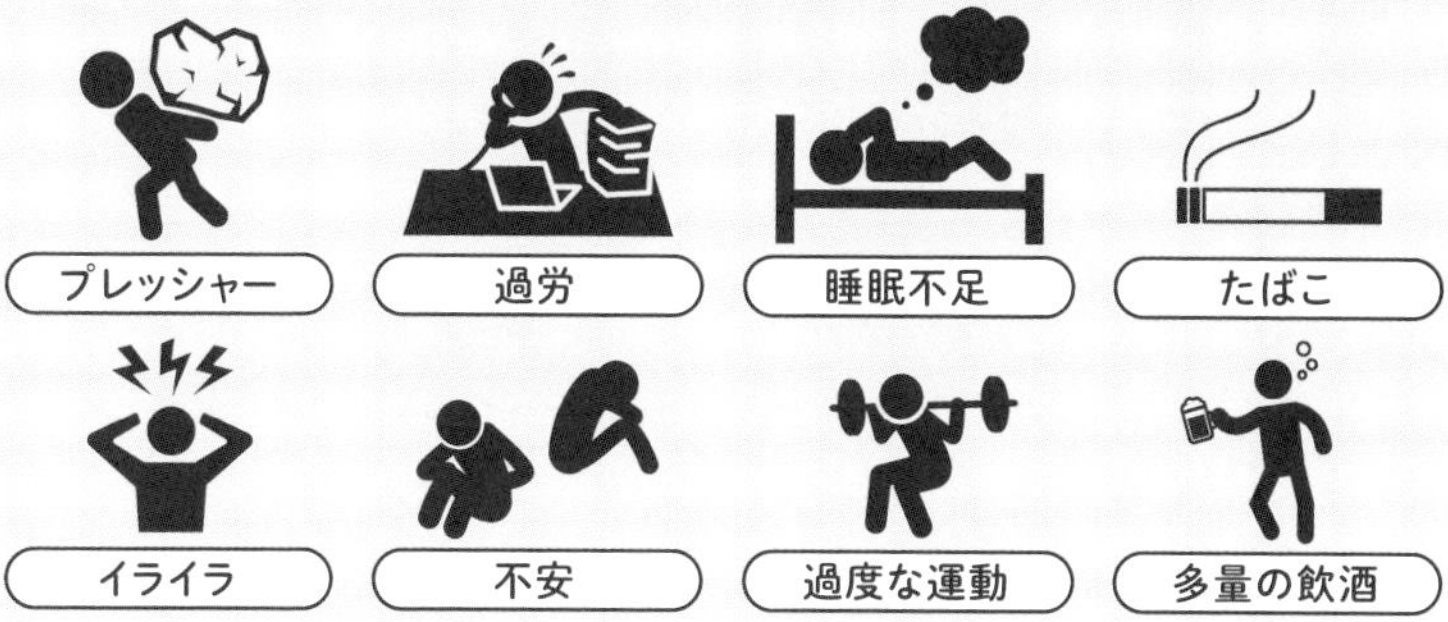

血液検査でもストレス度を確認できる

リンパ球の数値が35～40%なら大きなストレスなし。
リンパ球の数値が35%より少ないとストレス度が高い可能性大。

歯周病菌が血管内で血流を阻害する

歯周病菌が動脈硬化の原因に

歯周病というのは、歯と歯茎の間に繁殖する細菌に感染し、歯の周りに炎症を引き起こし、歯を支える骨を溶かしてしまう病気のこと。近年の研究では、歯周病のもとである歯周病菌が歯茎から血管に侵入することで、あらゆる病を引き起こすことがわかってきました。そのために、歯周病の早期発見と予防を兼ねて、年1回の歯科検診を義務づける「国民皆歯科検診」が国で検討されています。

歯周病菌は歯茎の隙間である歯周ポケットに潜み、そこにできた小さな傷から歯肉の血管へと入り込みます。そして**血流にのって毒素を放ちながら全身を巡り、体のあちこちで炎症を引き起こすのです**。血管にも慢性的に炎症が起き、炎症で傷ついた血管の内壁へＬＤＬコレステロールが侵入します。ＬＤＬコレステロールは活性酸素や毒素によって酸化し、さらに悪玉化。それを処理するために食べた白血球のマクロファージが内壁の内側で死骸となり、粥状の塊ができます。これが原因で血管の壁が徐々に分厚くなり、動脈硬化を引き起こすのです。

また、**歯周病菌が放出する炎症物質は血糖値を下げるインスリンの働きを阻害するため、高血糖も誘発します**。高血糖のネバネバタイプの血液がさらに悪化し、糖尿病になるリスクもぐんと上がることになるのです。

歯周病菌の毒は歯茎から血管に侵入し全身へ

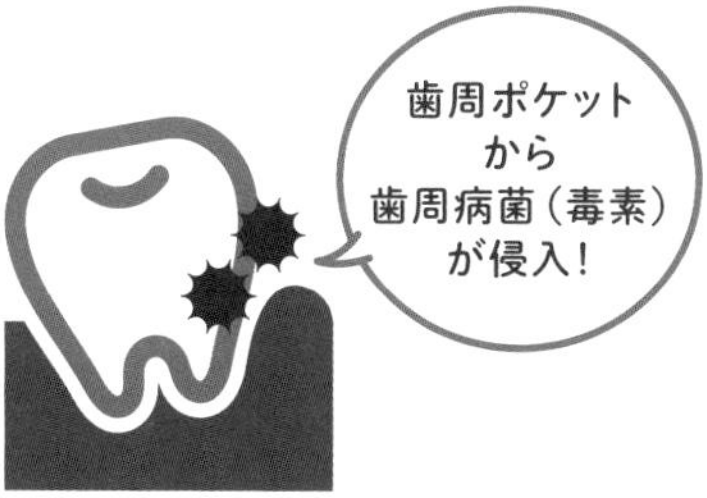

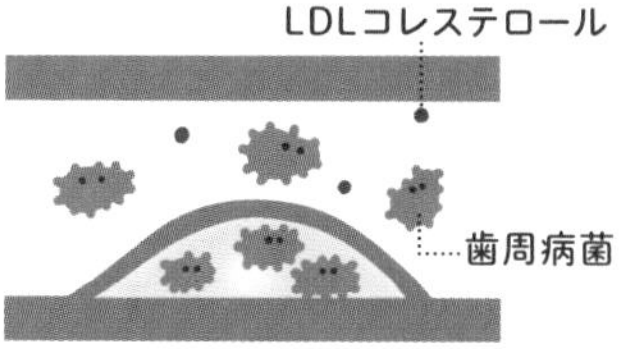

歯茎から侵入した歯周病菌が血流にのって全身へ運ばれ、血管を傷つけます。そこに血管を修復するため、LDLコレステロールが集まります。

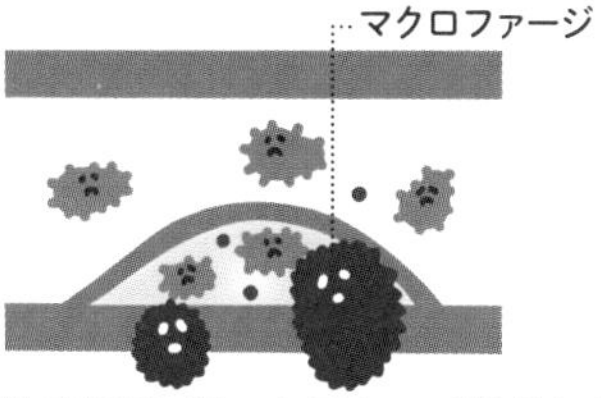

それを見つけて食べたマクロファージもろとも死滅。その死がいが粥状のかたまりとなって残ります。

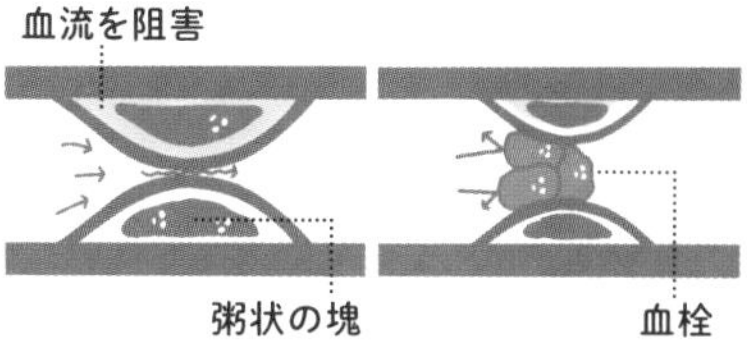

粥状の塊が厚くなると血流を阻害し、破れた塊が詰まると血栓になります。

歯周病が全身の病気のリスクを上げる

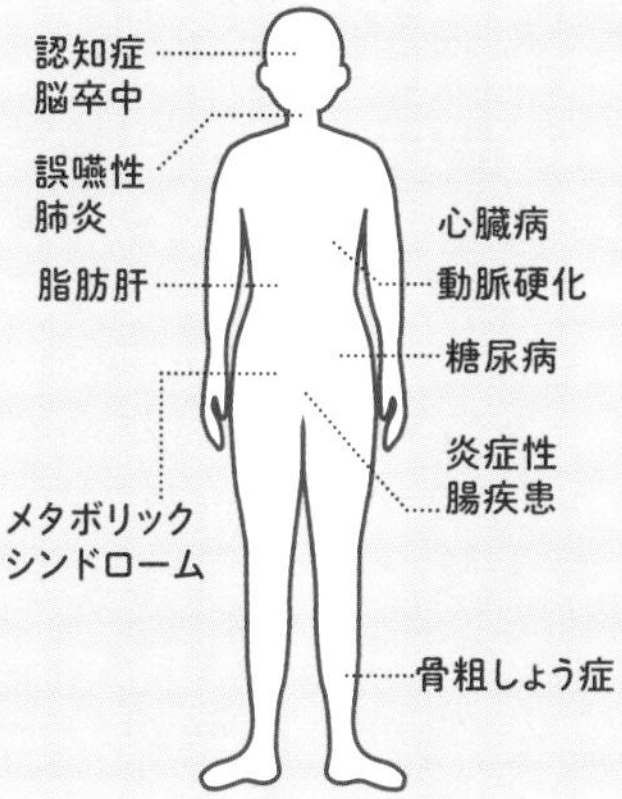

体中に影響が！

全身に影響を及ぼす怖い歯周病菌

歯周病菌は歯周ポケットに潜り込み、歯周組織を破壊し、炎症を繰り返します。その際に発生する毒性の物質が歯肉の血管に侵入し全身へ。血管を傷つけ動脈硬化を引き起こし、心疾患や悩卒中のリスクを上げます。

そもそも血管って何？

動脈と静脈、毛細血管の役割分担

血管には「動脈」と「静脈」、「毛細血管」の３つがあります。人の血管システムは、心臓から送り出された血液が心臓に戻ってくる「閉鎖血管系」。**動脈が酸素や栄養素を体の各所へ運び、静脈が老廃物や二酸化炭素を回収する仕組み**です。

動脈と静脈は「外膜」「中膜」「内膜」の３層構造になっています。**外膜は血管を守る保護層**。**中膜は平滑筋という筋肉でできていて血液を送るポンプの役割**を果たしています。**内膜は常に血液と接している部分で、ここに血流による強い圧力が加わりダメージが積み重なると、動脈硬化が発生**します。ちなみに、静脈は強い力で血液を送り出す必要がないため平滑筋も薄く、内膜にもほとんど圧力がかかりません。動脈硬化はあっても、静脈硬化はないのはこのためです。

頭から手足の先まで張り巡らされている血管を繋ぎ合わせると、約10万kmと地球２周半もの長さになります。**10万kmもある血管のうち、95％以上を占めるのが毛細血管**。太い血管から枝分かれして臓器や組織の中を網の目のように走っています。

毛細血管は、**臓器や末端の組織まで酸素や栄養素を届け、細胞から排出された老廃物の回収もする、いわば動脈と静脈の橋渡し**。生命活動に欠かせない重要な役割を担っています。ただし、直径5〜10μm（マイクロメートル）と極細なので、切れたり詰まったりしやすい血管でもあります。

血管とは動脈・静脈・毛細血管の総称

体の中を巡る血管は、それぞれ生命活動に欠かせない役割を担っています。この血管をすべて繋げると地球2周半もの長さがあります。

血液を心臓に戻す 静脈

動脈によって送り出された血液が、それぞれの臓器から戻ってくる際に通る血管。動脈のように強い力で血液を送り出すことがないため、平滑筋も薄く、血管に負荷がかかることもありません。動脈硬化はあっても静脈硬化はないのです。

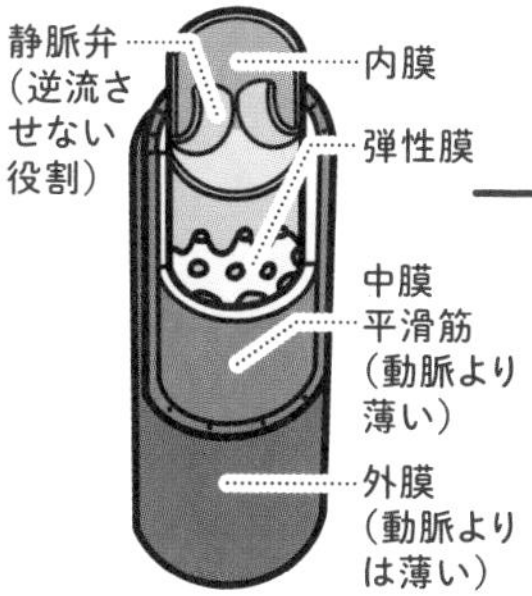

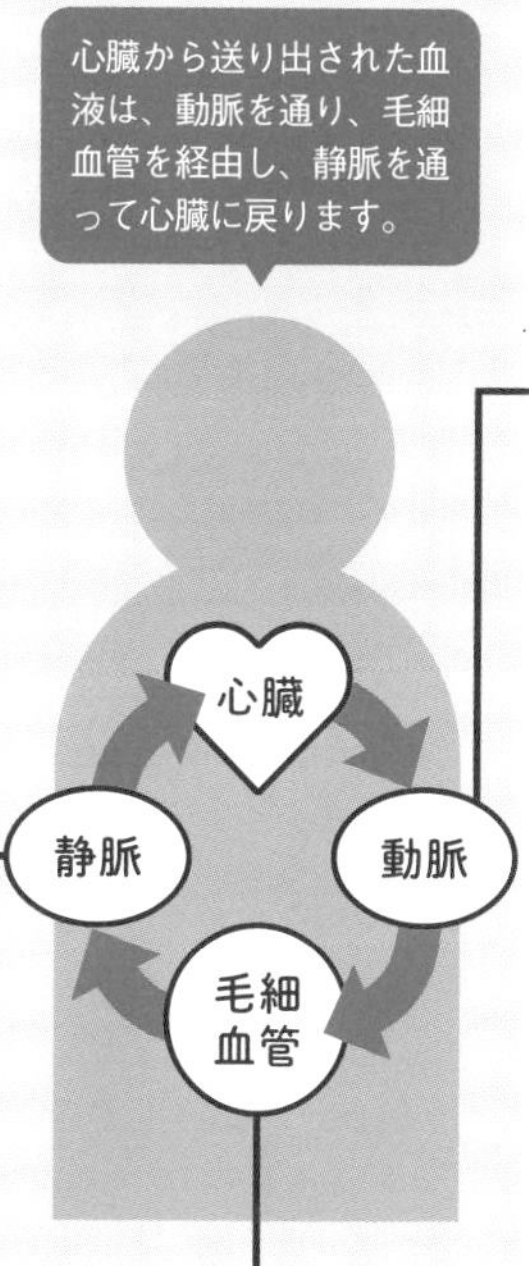

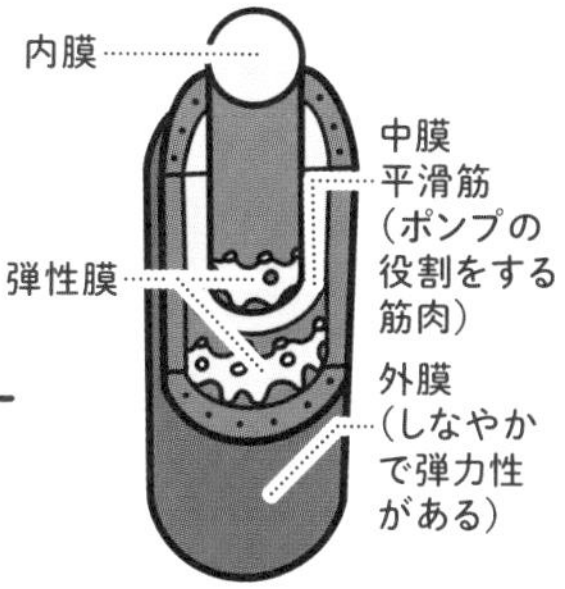

心臓から血液を送り出す 動脈

心臓から送り出された血液を全身に送り出す役割があり、酸素や栄養素はこの血液にのって体のすみずみにまで運ばれていきます。中膜には平滑筋という筋肉があり血液を送るポンプの役割をします。正常な動脈は柔らかく、弾力性があります。

体中に血液を運ぶ 毛細血管

動脈と静脈を繋ぐ、とても細い血管。全身の血管の95%以上が毛細血管だともいわれています。動脈の力で押し出された血液（酸素、栄養素）を臓器や末端組織まで届け、細胞から排出された老廃物を回収、外に排出する役割もあります。

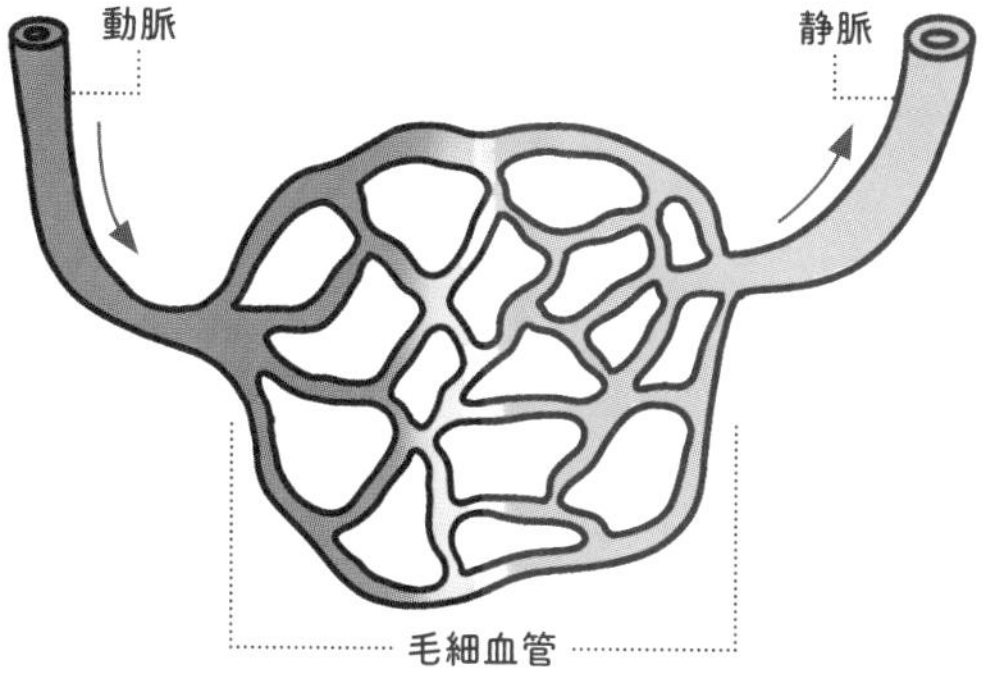

そもそも血液って何？

5L近くの血液が体を流れている

血液は体重の約8％を占めるといわれています。個人差はありますが、日本人の成人の血液量は1kgあたり約80mL。体重が60kgの人なら、約4・8Lもの血液が体中の血管を巡っています。その中身は、**「赤血球」「白血球」「血小板」の3種類の血球（細胞成分）と、「血しょう」という液体成分の2つの成分**で構成されています。それぞれどんな働きをしているのか、簡単に見ていきましょう。

まず、血球の多くを占めるのが赤血球。**赤血球の役割は、肺でとり込んだ酸素を全身へ届け、逆に二酸化炭素を回収すること**です。そのため赤血球が減少すると、体に酸素が行き渡らなくなり、動悸やめまいなどの貧血状態を起こします。

次に、**白血球は体に侵入する異物から体を守る免疫細胞**です。ですから、細菌やウイルスに感染すると白血球の数値が高くなります。種類もいくつかあって、細菌などの異物をやっつける「好中球」、アレルギーに関わる「好酸球」「好塩基球」、病原体などの異物を食べる「単球」、主にウイルスを攻撃する「リンパ球」があります。

血小板は出血を止める細胞で、血管に傷がついて穴が開くと、血小板がふさいで止血します。減少すると出血が止まりにくくなります。

以上の3つの血球を除いた液体成分が「血しょう」です。血しょうには、栄養分を各組織に運び、代わりに老廃物を回収する役割があります。

3つの血球と血しょうからなる血液

さまざまな栄養分を体のすみずみにまで届ける血液は、
3つの血球(赤血球、白血球、血小板)と血しょう(たんぱく質やミネラル分などが溶けた液体)からなります。日本人の血液量は体重1kgあたり約80mLといわれています。

血液を構成する成分

血球とは

赤血球、白血球、血小板といった血球(細胞成分)の総称で、血液全体の約45%を占めます。血球の多くを占めるのが赤血球。酸素を全身に届け、二酸化炭素を回収します。白血球は体へ侵入しようとする異物から体を守る役割、血小板は止血する役割を担っています。

血しょうとは

血液の血球(赤血球、白血球、血小板)を除いた液体成分。主な成分は水で、たんぱく質、糖質、脂質などの栄養素、酵素、ホルモン、老廃物などが含まれます。

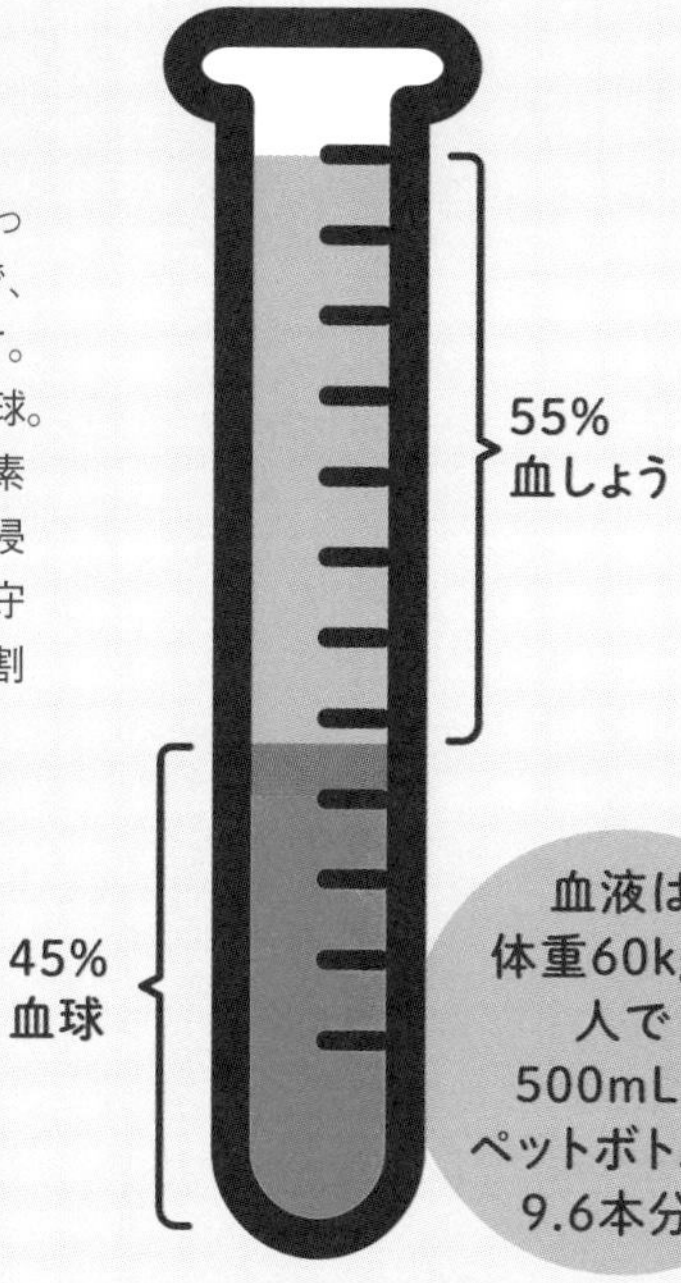

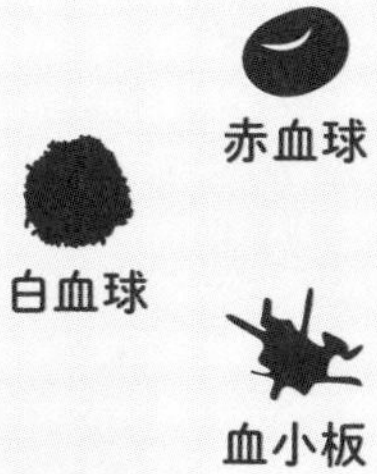
赤血球
白血球
血小板

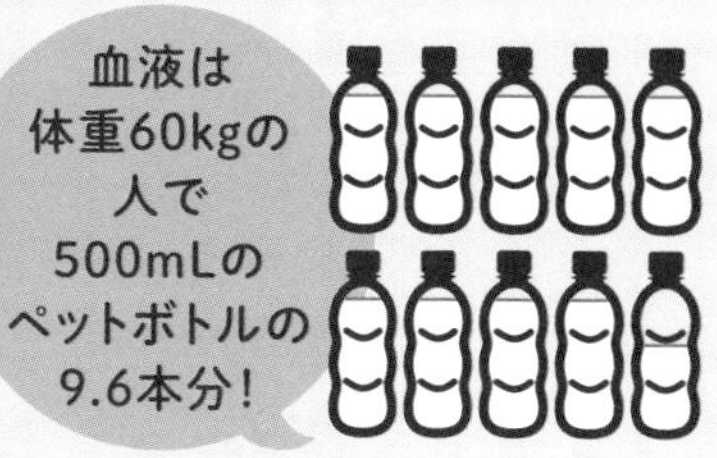
血液は
体重60kgの
人で
500mLの
ペットボトルの
9.6本分!

赤血球	肺で酸素を受けとり、全身の各細胞の近くまで移動して酸素を届ける役割を担うのが赤血球。逆に不要となった二酸化炭素を全身から回収するという大切な役割もあります。
白血球	免疫機能を担うのが白血球。白血球の多くを占め、異物侵入を防ぎ殺菌する「好中球」をはじめ、アレルギーに関わる「好酸球」、「好塩基球」、マクロファージや樹状細胞に分化し、免疫細胞として働く「単球」、免疫反応に関わる「リンパ球」など数種類あり、それぞれ異なる働きを担います。
血小板	血小板は血液全体の1%以下。血管が損傷を受け、穴ができたときなどに損傷部分で固まり、穴をふさいで出血を止める重要な役割を担っています。

いくつになっても血管・血液はよみがえる

血管・血液は生活習慣で変わる

これまでご説明してきたように、血管と血液は体の機能を維持するために重要な役割を担っています。そして、私たちが健康でいるための、いわば〝バロメーター〟ともいえます。

では、血管と血液を若く保つ秘訣とは何でしょうか。それは、私たちの生活習慣と深く関わっています。バランスのとれた食生活や適度な運動、さらには歯磨きや入浴の習慣といった日頃の生活習慣がとても大切。**生活習慣を少し改善するだけで血管・血液は若さをキープすることができます**。

本書の冒頭で紹介した「歯磨きと舌磨き」「血流爆上がりトマたま酢」「糖質ちょいオフ」「重炭酸温浴」「ちょいトレ」の5つの方法は、とても効果的な改善策といえるでしょう。早い人なら1ヵ月ほどで血管に弾力が戻り、血液もサラサラによみがえるはずです。

ここで繰り返しお伝えしたいのが、**「血管・血液はいくつになってもよみがえる」**ということです。血管の内皮細胞は新陳代謝によって定期的に生まれ変わります。ですから、たとえ**血管が傷ついて硬くなっていても、生活習慣を見直すことで機能を回復し、若返らせることができる**のです。血液も同様で、古くなって汚れた血液ときれいな血液は日々入れ替わっています。血管・血液をよみがえらせるのに、「遅すぎる」ことは決してありません。

血管年齢を検査してみよう

血管年齢はP.6のセルフチェックで推測できますが、病院で検査すると老化の進み具合がより明確にわかります。主な検査方法は次の3つです。

ABI検査（足関節腕血圧比）

＊費用：PWV検査と合わせて2,000～3,000円

上腕と足首の血圧比で血管の詰まり具合がわかる

上腕と足首の血圧からABI値（上腕収縮期血圧÷足首収縮期血圧）を計算し、血管のせばまりや詰まりを判定。仰向けになり両腕と足首の血圧をはかりますが、通常はPWV検査と同時に行います。正常なら足首の血圧のほうが高く、血管が詰まっていると低くなっていきます。

PWV検査（脈波伝播速度）

＊費用：ABI検査と合わせて2,000～3,000円

拍動のスピードから動脈硬化かどうかを測定

心臓から流れる血液の拍動（脈動）が動脈を伝わり全身へ広がる速度が「脈波伝播速度（PWV値）」。ABI検査の際に心電図と心音マイクを装着して測定。正常なら血管の弾力性があるため拍動が吸収されてスピードは遅くなり、動脈硬化が進むにつれてPWV値は速くなります。

※PWV検査、ABI検査ともに保険適用の場合もあります。

頸動脈超音波検査 ＊費用：保険適用（3割負担）で2,000円くらい

頸動脈の画像から全身の血管の状態を推察

頸動脈に超音波をあてて血管の状態を画像で観察。のどの左右にある頸動脈は体表近くにあるため、血管内が詳細に映ります。また、脳に血液を送る頸動脈は、動脈硬化が発生しやすい部位。頸動脈での動脈硬化の進行度から、全身の血管の状態を推定できます。血管の内膜、中膜の厚み、プラークの有無、狭窄率などで判定。

血液サラサラ度を検査してみよう

血液がサラサラなのか、ドロドロなのか、一般的な血液検査だけではわかりませんが、モニターで観察できる装置でチェックすることが可能です。

MC-FANで測定

血液の流れをモニターで観察できる

MC-FAN（エムシーファン）という装置に血液を投入し、内部の顕微鏡を使って疑似毛細血管の中を流れる様子をモニターします。つまり、赤血球や白血球が実際にどのように血管を通り抜けているかを観察できます。現在栗原クリニック 東京・日本橋では、MC-FANの代わりに頸動脈超音波検査を実施しています。

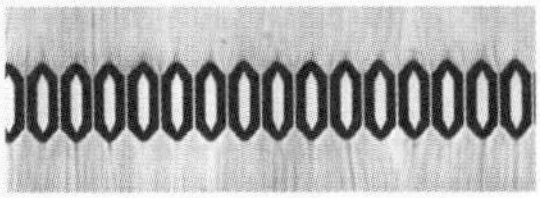

サラサラ

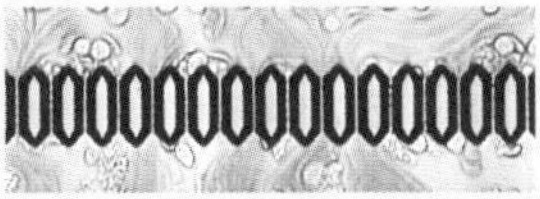

ドロドロ

COLUMN

少しの飲酒は血管にいい影響が

まったくお酒を飲まない人より少量飲む人のほうが、死亡リスクが下がることがわかっています。その理由の１つは、アルコールに血管を拡張させる働きがあることです。ちょうどお風呂に入ったときのように新陳代謝がよくなります。とはいっても、その効果があるのはアルコール摂取量が１日20gまで。その量を超えると死亡リスクはぐんぐん上昇します。つまり飲酒は、節度を守れば血管にいい影響があるといえます。

血管にやさしいお酒の飲み方

健康成分を含むお酒を選ぶ

血栓を溶かす「ウロキナーゼ」を含む芋焼酎や、抗酸化力のある「ポリフェノール」を含む赤ワインなどがおすすめ。

アルコール量は1日20g

お酒は含まれるアルコール量が20gまでなら毎日飲んでも大丈夫。むしろ血管にもよい効果が。方程式があるので換算してみましょう。

飲んだ量（mL）×
（アルコール度数÷100）×0.8=
アルコール量

同量の水を飲む

アルコールは分解される過程で水分が消費されるので脱水状態になりがち。お酒と同量の水を補給しながら飲むと健康的です。

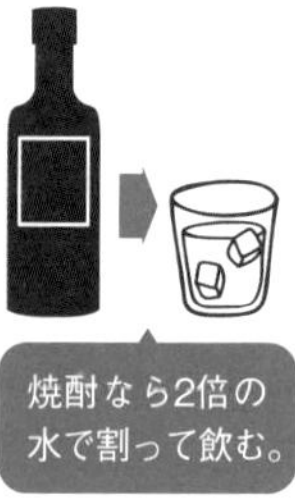

焼酎なら2倍の水で割って飲む。

おつまみはたんぱく質を

糖質はアルコールと一緒だと余計に吸収されやすいので要注意。おつまみにはアルコール代謝を助けるたんぱく質が豊富な料理を選ぶこと。

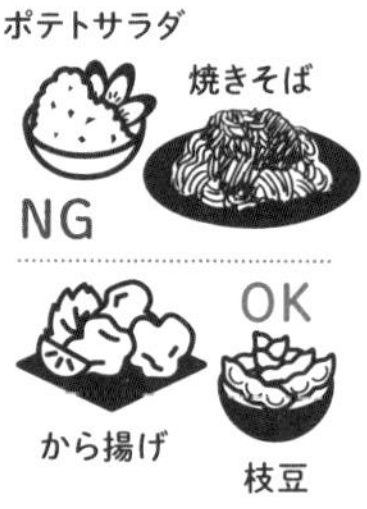

第2章

血管と血液が汚れると不調&老ける原因に

血管と血液の老化は見た目を老けさせ肥満を招く

肌がくすんで太りやすくなる

筋力が年齢とともに衰えるように、当然のことながら血管も衰えます。しかし、近年は食生活の変化などによって、実際の年齢よりも血管年齢が高い人が急速に増えています。若いうちは血管年齢など気にならないかもしれませんが、実は、**血管年齢は見た目の年齢をも大きく左右する**のです。

例えば、血管が老化して血流が悪くなると、肌の細胞に酸素や栄養素が十分に行き渡らず、肌のターンオーバーがうまくいかなくなります。そのため古い角質が残って肌がくすみ、シミ・シワもできやすくなります。これは髪の毛や爪も同じ。体表に近い組織や指先などの末端には、毛細血管によって酸素と栄養素が届けられます。けれども、**血液がドロドロになると真っ先に影響を受けるのが毛細血管。極細なので、血流が滞ると詰まってしまいます。その結果、肌や髪の毛、爪に血管・血液の老化の影響がてきめんに表れる**のです。

また、血流が悪くなると太りやすくなります。体のさまざまな組織に十分な栄養が届かないため、内臓の機能が低下。働きが悪くなるのでエネルギー消費量も減り、余ったエネルギーは体脂肪となって皮下や内臓についてしまいます。

もちろん、血管・血液の老化は病気のリスクも高めます。高血圧や糖尿病、脳梗塞、心筋梗塞などあらゆる病と繋がっているので、若くても血管年齢の高い人は要注意です。

血液ドロドロは肌の老化を促進させる

**ターンオーバーとは肌が生まれ変わる一定のサイクルのこと。
基底層でつくられた細胞は、徐々に押し上げられ、
4〜6週間後に古い角質となり排出されます。**

正常なターンオーバー

肌細胞が生まれ変わるサイクルが正しい状態。

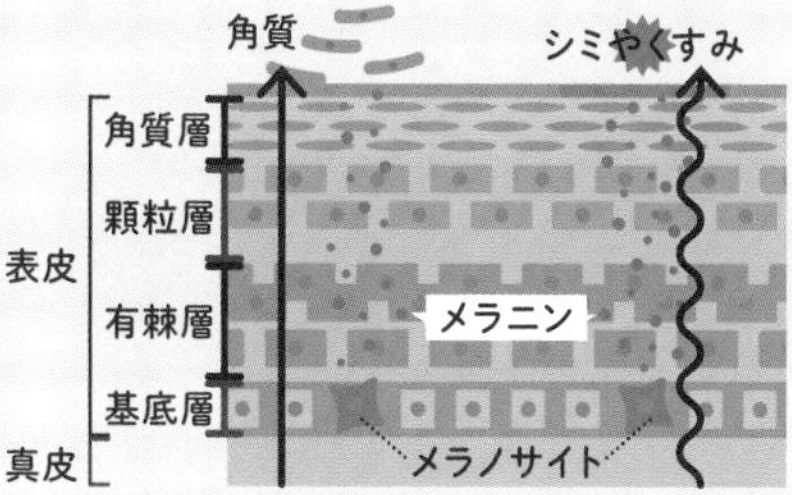

乱れたターンオーバー

肌細胞が一定の周期で生まれ変わらず乱れている状態。

ターンオーバーは、血液が運んでくる酸素と栄養素によって行われています。そのため血液がドロドロになり、毛細血管から酸素や栄養が供給されないとターンオーバーが乱れる原因に。その状態が続くと…

シミ・シワ・くすみ・乾燥など、肌トラブルの原因に。

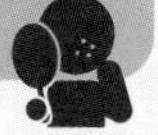

酸素不足の黒っぽい血液が肌の色にも影響し、血色が悪くなる。

万病のもとである肥満も原因は血行不良

**血流が悪くなり体中に必要な栄養が行き渡らなくなると、やがて肥満を招きます。
まずは血管と血液が健康であることが肥満の予防に繋がります。**

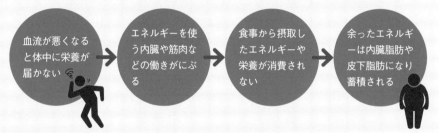

血流が悪くなると体中に栄養が届かない

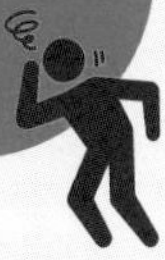

→ エネルギーを使う内臓や筋肉などの働きがにぶる

→ 食事から摂取したエネルギーや栄養が消費されない

→ 余ったエネルギーは内臓脂肪や皮下脂肪になり蓄積される

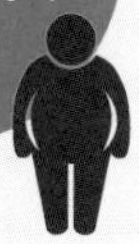

血液検査で異常なしでも血液は汚れている

「未病」のうちに血液をリセットしよう

自分の血液がきれいかどうかは、血液検査の数値だけではわかりません。**体がだるい、疲れやすい、肩がこるなど、病院で調べても悪いところは見つからないのに何となく不調が続く。そんな方は多いのではないでしょうか。原因不明のその症状は、血液が汚れているせい**かもしれません。

以前、私は東京女子医科大学附属成人医学センターに「血液サラサラ外来」を開院し、受診した約３０００人の血液検査データと、血液の流れを測定したデータを比較研究したことがあります。興味深いことに、血液検査の数値は正常でも、血液の流れが悪いケースが多数存在しました。つまり、血液の汚れは相当悪化してからでないと数値には表れない可能性があるのです。ただし、原因不明の不調として症状には表れます。

「中医学」と呼ばれる中国の医学では、このような体の状態を「未病」といいます。「病気ではないが、健康でもない」状態で、放っておくと深刻な病に発展すると考えられています。そして、その原因が汚れた血液＝「瘀血《おけつ》」なのです。**血液検査の数値が正常なのに血流が悪い人の血液はまさに瘀血の状態で、原因不明の不調は未病の症状だといえます**。冷えやむくみ、肩こり、肌荒れ、生理痛などの症状は、すべて未病のサインである可能性があります。生活習慣を見直し、未病のうちに汚れた血液を改善することが大切です。

未病は血液ドロドロが始まっているサイン

血液検査の結果がA判定でも、実は血液はドロドロという人は少なくありません。データとして表れない不調は、体が「要改善」のサインを出しているのかも。

未病とは

血液検査では異常がないのに、さまざまな不調を感じている「病気ではないが、健康でもない状態のこと」。中国の医学では、その原因は汚れた血＝瘀血であると考えられています。

生活習慣などを
見直して改善
健康

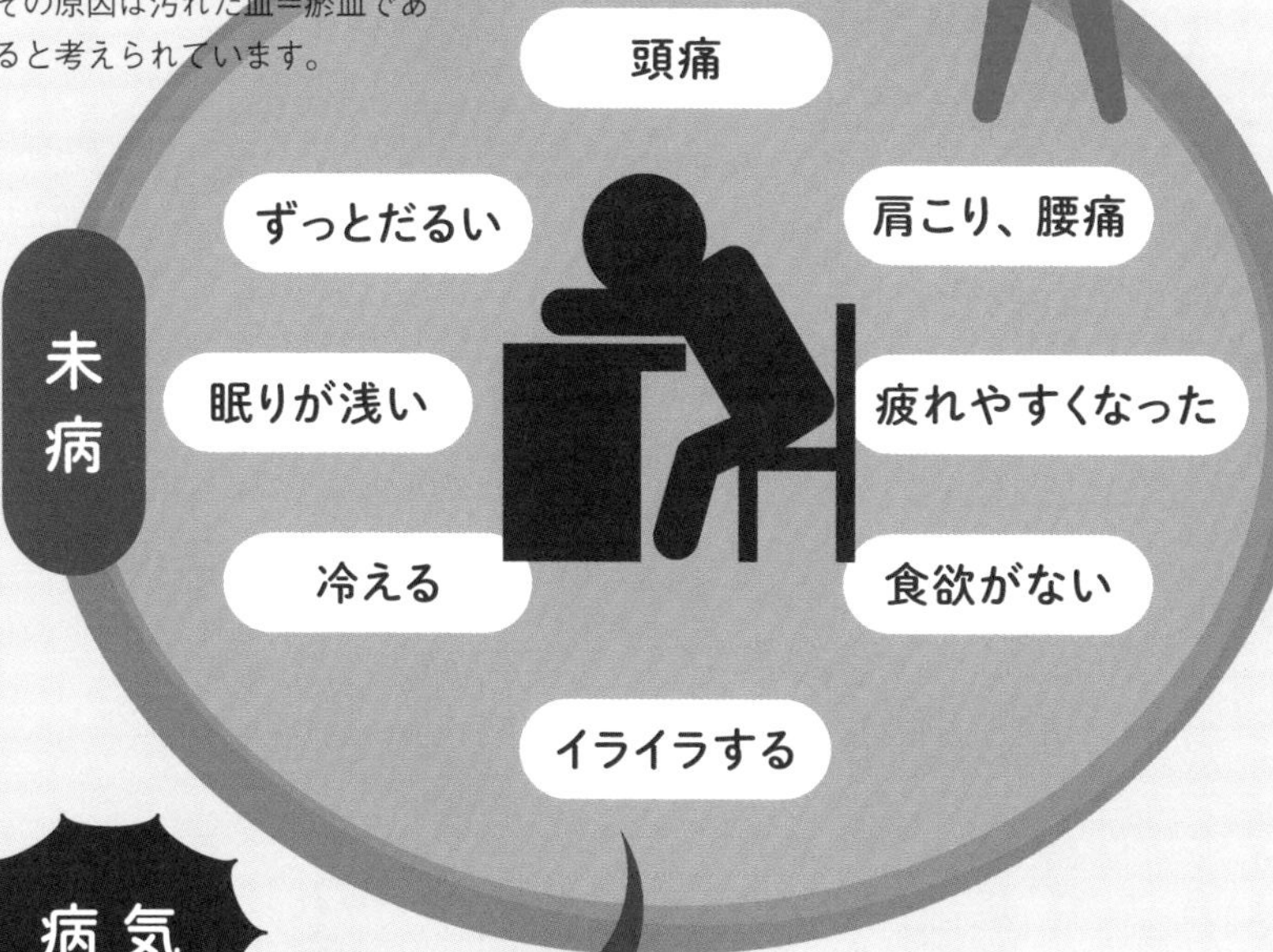
頭痛
ずっとだるい
肩こり、腰痛
未病
眠りが浅い
疲れやすくなった
冷える
食欲がない
イライラする

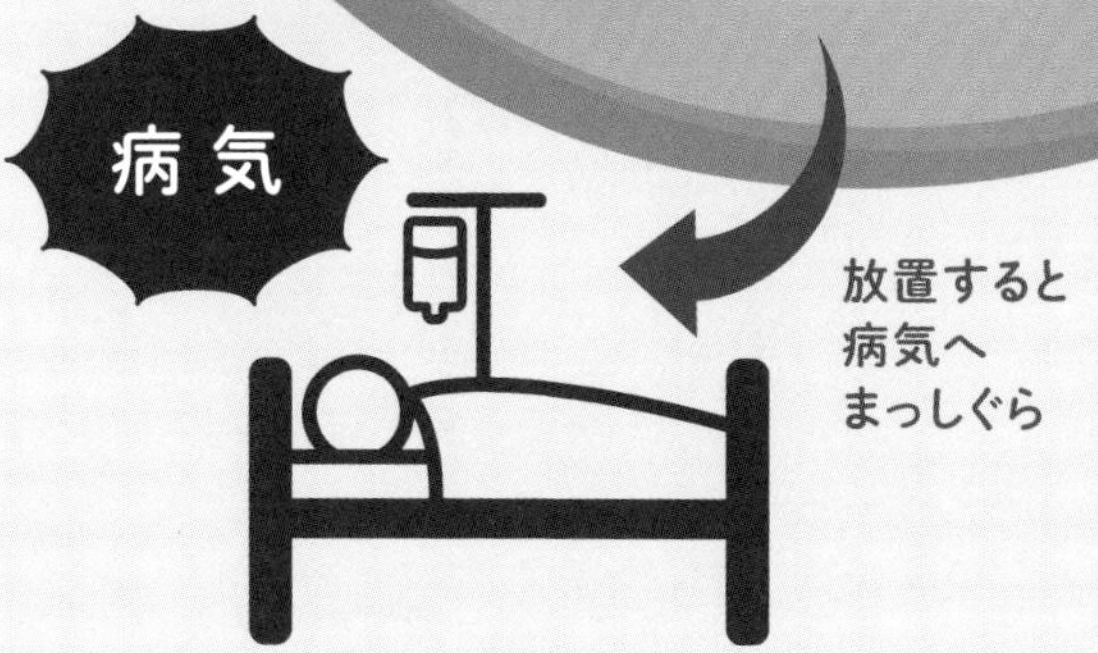

生活に支障はないからと放置しておくと、いずれは深刻な病気にかかる可能性があります。不調は病気になるサインと考え、食事や生活習慣を見直しましょう。

肝機能が悪くなると血液は汚れてしまう

正常な肝臓の中性脂肪は3～5％。これ以上増えると徐々に肝機能が低下し、20％を超えた時点で脂肪肝は始まっていると考えてください。

肝臓に中性脂肪がたまると、肝細胞が炎症を起こして、たまった中性脂肪が血液へと流出します。血液の流れにのって中性脂肪があちこちに移動し、皮下に蓄積すると肥満を招きます。**もっと恐ろしいのは中性脂肪が血液を汚し、血管を劣化させることです。中性脂肪が血液に溶け出すと、血液の粘度が高くなってドロドロに**なります。この血液の状態が、中性脂肪が高い人特有の「ザラザラタイプ」（P.30）。脂肪肝の人の血液のほとんどは、この「ザラザラタイプ」です。そのまま放置すれば、遠からず動脈硬化へと発展してしまいます。

肝細胞から中性脂肪が血液へ

血液をドロドロにする要因の１つが「中性脂肪」であることはすでにお話ししましたが、その中性脂肪と深い繋がりのある病気が「脂肪肝」です。

中性脂肪は大切な代替エネルギーでもあります。食事で摂取した糖質は、肝臓でエネルギーとして使える形に変換され、各器官で消費されます。ただしすべてが使われるわけでなく、余ると中性脂肪となって内臓脂肪や皮下脂肪として蓄えられ、肝臓にも蓄えられます。そして糖が不足したとき、非常時のエネルギーとして使われるのです。糖の不足に備え、ある程度の中性脂肪は必要です。しかし、増えすぎると肥満や脂肪肝に繋がります。

肝臓は血管の集合体のような臓器

体に有害な物質は血液によって肝臓に運ばれ、肝臓で分解されて無毒化されます。血流が悪くなると毒素が血液中を漂い続けてしまいます。

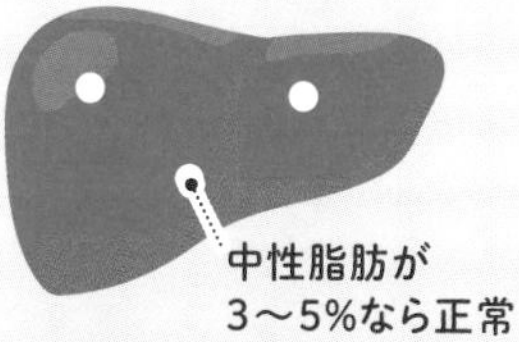

正常な肝臓

栄養素を各器官で使えるようにブドウ糖などに変換して血液中に放出。ブドウ糖は余ったら中性脂肪として蓄えられます。

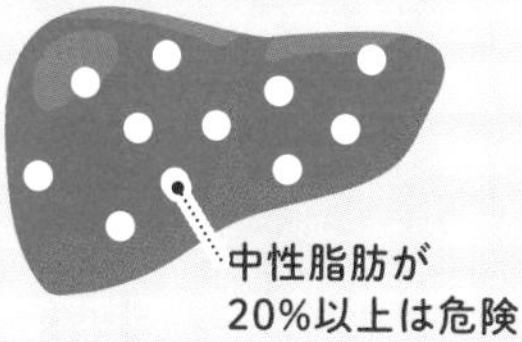

脂肪肝の肝臓

中性脂肪が20%を超えると肝細胞が炎症を起こし壊れます。漏れ出た中性脂肪が肝臓内の毛細血管を圧迫します。

糖質ちょいオフで脂肪肝は改善する

脂肪肝の主な原因は糖質のとりすぎ。糖質の1日の理想の摂取量は男性が250g、女性が200g。対策は普段のごはんから「ちょい減らす」だけでOK！ 詳しくはP.76へ。

脂肪肝はあらゆる生活習慣病の始まり

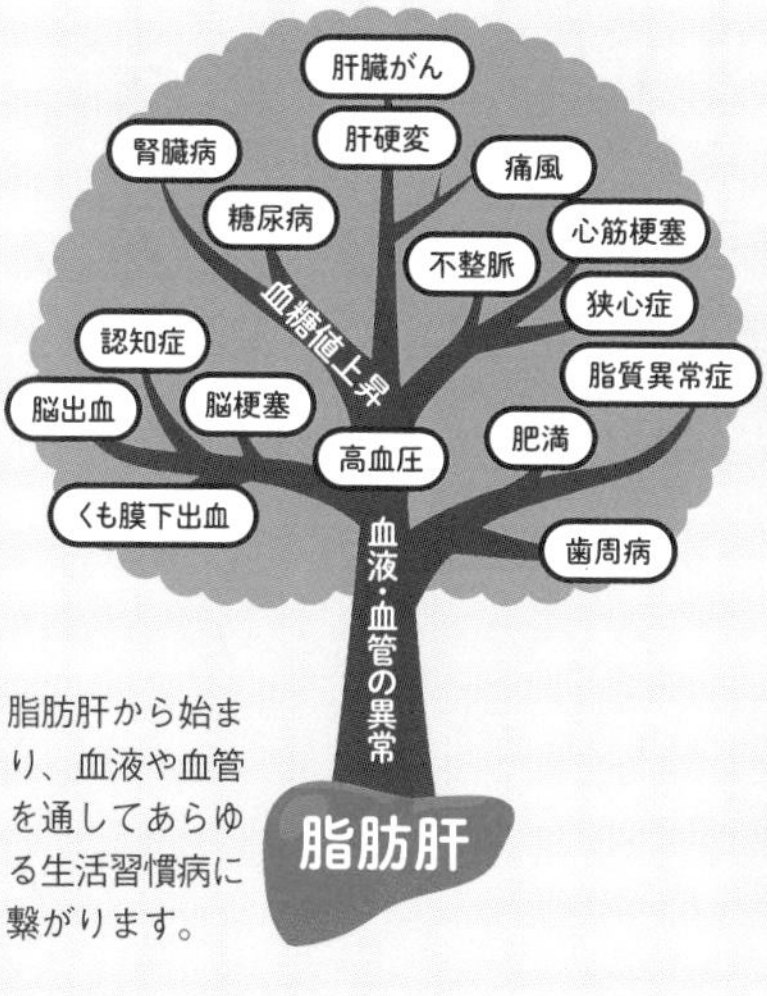

脂肪肝から始まり、血液や血管を通してあらゆる生活習慣病に繋がります。

●健康診断の肝臓機能項目である3つの酵素の数値をチェック！

＼ 両方が16U／Lを超えたら脂肪肝の可能性大！ ／

ALT	基準値 10～30U/L 理想値 5～16U/L
AST	基準値 10～30U/L 理想値 5～16U/L

糖質をとりすぎるとALTの値が上昇。ASTは肝臓のほか筋肉にも多く含まれ、肝臓だけでなく筋肉の破壊でも数値が上がるため、2つの数値の比較で確認。

＼ この数値も一緒に確認する ／

γ-GTP	基準値 男性 10～50U/L 女性 10～30U/L

肝臓や胆道に異常があると数値が上昇。アルコール性肝障害の目安ですが、糖質のとりすぎやストレスによっても上がります。

ストレスで自律神経が乱れると血流が悪くなる

アドレナリンによって白血球がベトベトに！

ストレスがあるかどうかは血液にも表れます。血液検査で調べれば、ストレスの度合いがある程度推測できるのです。そのからくりには自律神経の働きが関係しています。

自律神経とは、呼吸や体温、血圧、心拍など、私たちが無意識に行っている生命維持活動を司る神経です。2種類あって、**緊張したり興奮したりすると働くのが「交感神経」、心身がリラックスしているときに働くのが「副交感神経」です。この2つが交互にバランスよく働くのが理想**ですが、乱れると心身にさまざまなトラブルが生じます。

強いストレスがかかると自律神経のうち交感神経が一方的に高まりバランスが崩れます。すると、興奮・緊張状態のときに分泌されるホルモンである「アドレナリン」の分泌量が増加。それによりアドレナリンの作用で血管が収縮し、さらに白血球のなかの「好中球」の比率が増えていきます。この**好中球は活性酸素を大量に発生させ（P.58）、白血球をベタベタの状態にしてしまうのです。周囲の血小板もとり込んで巨大化し、血流を悪くしたり、血管を詰まらせたりする**ことに。

一方、リラックスして副交感神経が優位に働くと、白血球中の「リンパ球」の比率が増加します。ですから、ストレス度合いは血液中の好中球とリンパ球の比率で判断できます。ちなみに、リンパ球は増えても血流に影響しないので問題ありません。

自律神経がバランスを崩すと血液も汚れる

**交感神経と副交感神経が交互に働くことで、心身の健康が保たれます。
どちらか一方が極端に優位になるのはNG！ 自律神経はバランスが重要です。**

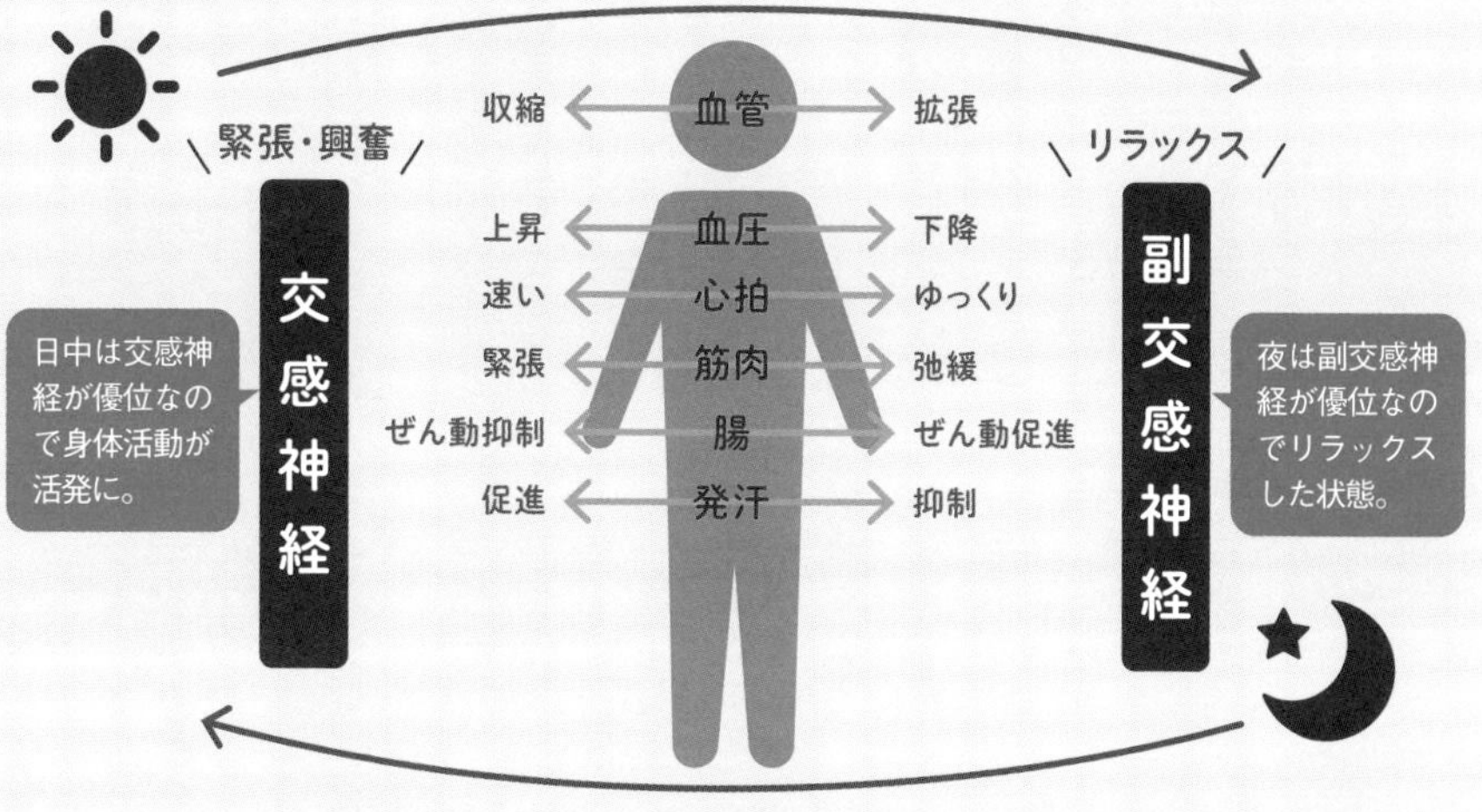

心身に強いストレスがかかって交感神経が優位になると血管が収縮。さらに白血球の中の好中球の数が増加します。好中球は血液を汚す活性酸素を発生し、白血球をベタベタに。ベタベタの白血球は周りの血小板も巻き込んで巨大化。血管の壁に付着し、血流を停滞させます。

1日1回のストレス発散が自律神経を整える

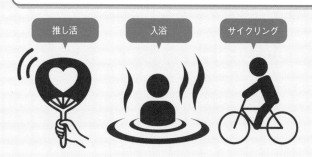

乱れた自律神経を整えるには、ストレスをため込まないことが大切です。趣味を楽しむ、軽い運動をするなどで１日1回は発散を。なかでもおすすめは重炭酸温浴です。詳しくはP.110で紹介します。

睡眠で血管・血液をメンテナンス

眠らないと血液は循環しない

睡眠時間が短かったり、眠りが浅かったりすると、血液の老化に繋がります。なぜなら、日中の活動でダメージを受けた血管は睡眠中に修復・メンテナンスされるからです。**十分な睡眠をとっていないと、血液中に老廃物がたまり、みるみる血液が汚れていきます**。また、睡眠不足だと自律神経が乱れ、交感神経によって血管が収縮し血流まで悪くなります。

もう1つ、**睡眠中に分泌される「成長ホルモン」も血液の健康に重要な役割**を果たしています。成長ホルモンとは代謝に関わるホルモンで、脂肪の燃焼を促す作用があります。そのため分泌量が減少すると、中性脂肪が増加してしまいます。中性脂肪が血液を汚す大きな要因であることは、すでに説明した通りです。

この**成長ホルモンは、特に深い眠りの際に分泌量が多くなります。ですから、睡眠は量より質が大事**。睡眠時間が長すぎても、逆に自律神経やホルモンのバランスを乱してしまいます。では、どうすれば質のよい睡眠がとれるのでしょうか。

それにはまず、就寝・起床の時間を一定にして規則正しい生活を送ること。また、就寝前にスマートフォンやパソコンを見るのも厳禁。なぜなら画面のブルーライトには覚醒作用があるからです。さらに寝具や照明にも気を配り、眠りやすい環境を整えることで睡眠の質は上がっていきます。

睡眠は心身の重要なメンテナンス

人は睡眠中にその日に生じたさまざまな不調をリセットしています。
睡眠不足だとメンテナンスが不十分な状態になり、心身のトラブルに繋がります。

- 自律神経のバランスを整える
- 免疫力の向上
- 肝臓に十分な血液が流れ込み、肝臓をリフレッシュ
- 脳が老廃物を排出
- 成長ホルモンが脂肪の燃焼やアンチエイジングを促進
- 上質な睡眠のためにメラトニンの分泌を促すことでがんや老化を抑制

質のよい睡眠のための環境づくり

眠る環境を整えるだけで、睡眠の質はグッとアップします。
熟睡できないと感じている人は、環境から見直してみてください。

布団はこまめに洗い、干す。
体に負担のかからない
枕を選ぶ

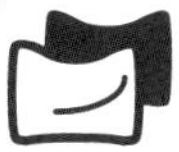

寝室の照明は
目にやさしい
白熱灯が
おすすめ

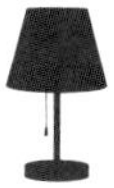

スマートフォンなどは
就寝の1 ～ 2時間前まで

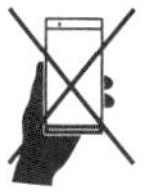

リラックスできる
アロマなどを使う

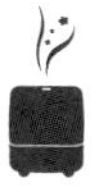

落ち着く音楽を
小さな音でかける

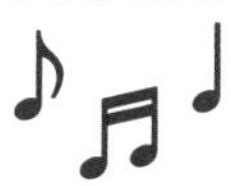

食事、カフェイン、
お酒は就寝の3時間前まで

血液を汚す怖い歯周病

歯周病菌が血液にのって全身へ

歯周病は口の中だけの問題と思われがちですが、実は全身に悪影響を及ぼすこわい病気です。放置すると、心臓病や脳卒中、糖尿病、認知症など、さまざまな病気のリスクを高めてしまいます。もちろん血管・血液の老化にも繋がるので、口の中の健康には体と同様、細心の注意が必要です。

歯周病の原因は、歯に付着する歯垢（プラーク）にあります。歯垢は細菌が繁殖した塊で、なかには歯周病を起こす歯周病菌も含まれています。この**歯周病菌が歯と歯茎の隙間の歯周ポケットで増殖すると、周囲の歯周組織に炎症を起こし歯周病を発症**します。しかし、それだけにとどまらず、**歯周病菌が炎症部位から血管へと侵入。それによって糖尿病のリスクが高まったり、肥満や動脈硬化を引き起こしたりする**のです（P.34）。

最近の研究では、歯周病菌による炎症で「アミロイドβ」というたんぱく質がつくられ、血流にのって脳にとり込まれ蓄積することでアルツハイマー型認知症の一因になることもわかってきました。そのほか、血流にのった歯周病菌が腸壁まで達すると腸内環境が悪化。代謝機能が低下して中性脂肪が増え、血液はさらに汚れていきます。

このように数々の弊害をもたらす歯周病ですが、一番の予防策は毎日の歯磨きと舌磨きです。原因となる歯垢や細菌をしっかりとり除くことが、シンプルですが最も効果的な方法といえます。

起床直後と就寝直前の歯磨きを習慣に

食後に磨くことを習慣化している人は多いと思いますが、実は歯は起床直後と就寝直前に丁寧に磨くことが重要。新習慣としてぜひ生活にとり入れてください。

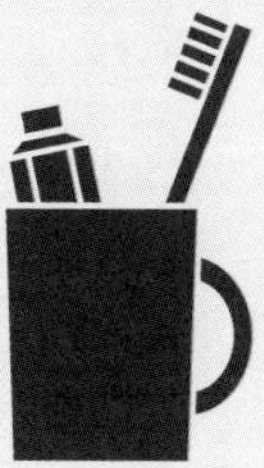

起床直後

就寝中に口の中にたまった歯周病菌などを落として、体内に入るのを防ぐ。

就寝直前

1日の食べカスをきれいにして、就寝中に歯周病菌が増えるのを防ぐ。

細菌を洗い流す効果がある唾液の分泌が低下する「就寝時」は、口の中の細菌が増殖しやすい環境になってしまいます。

歯ブラシと合わせて使おう！

歯間ブラシ	I型は前歯、L型は奥歯を磨くのに使用。I型を曲げれば奥歯にも使用可。
デンタルフロス	歯ブラシでは届かない歯と歯の隙間に糸を通し、プラークを除去します。
タフトブラシ	ヘッドが小さいので歯並びが悪いところや奥歯の後ろを磨くのにおすすめ。

歯と歯茎の間にたまったプラークは歯ブラシだけでは落としきれないため、歯間ブラシなどを併用するのがおすすめです。

セルフケア+プロのケアで完璧に！

どんなに正しい歯磨きを行っていても完全にきれいにするのは困難。歯科医院に通って定期的に歯石の除去などを行うことで、セルフケアもしやすくなります。

セルフケア

毎日地道にケア！

- 歯間ブラシやデンタルフロスを使ってすみずみまで磨く
- 舌磨きを行う
- フッ素入りの歯磨き粉を選ぶ
- よく噛む、よく笑うなどして唾液を出す　など

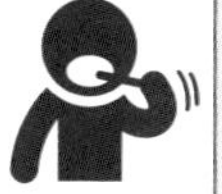

プロのケア

半年に１度が目安！

- 歯石を除去する
- クリーニングを行う
- フッ素を塗布し、虫歯予防
- ブラッシング指導をしてもらう　など

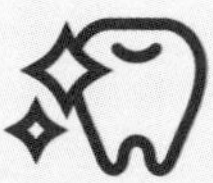

完璧な予防には、セルフとプロの両方が必要。組み合わせることで歯周病のリスクを遠ざける！

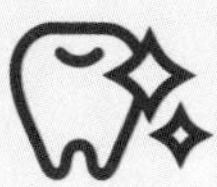

歩くだけでも血液はきれいになる

筋肉と運動が血液中の糖を減らす

ウォーキングなどの有酸素運動も血液をきれいにする有効な手段です。**筋肉を一定時間動かすことで心拍数が上がり、血液が全身の細胞に送り出されます。すると、血管の健康に欠かせないＮＯ《エヌオー》（一酸化窒素）の分泌が促されます**。ＮＯは平滑筋に働きかけ、血管を広げて血圧を下げる作用のある物質。ＮＯの分泌量が多いと血管はしなやかになり、若さをとり戻すことができるのです。

運動は続けることが大切なので、はじめのうちは５分歩くだけでもＯＫ。正しい姿勢で歩けば、長時間でなくても十分な効果が得られます。

また、血液を若く保つためには筋肉も必要。筋肉は血液を汚す４大原因の１つである糖を消費してくれるからです。

血液中の糖は、すい臓から分泌されるインスリンの働きによって肝臓と筋肉へ運ばれます。そこで体を動かすエネルギーとなる「グリコーゲン」に変換されて貯蔵されます。けれども筋肉量が少ないと、糖を貯蔵する場所が不足し、血液中の糖を運び出すことができません。余った糖は最終的に中性脂肪となって内臓や皮下に蓄積されるので、血液を汚す遠因に。ですから、**筋肉量を維持することは血液の健康にとって必要不可欠です。その唯一の手段が運動。ただし、激しい運動は体にストレスがかかって逆効果**。１日20分程の軽い運動を継続することがおすすめです。

血管の若返りに不可欠なNOとは

NO(一酸化窒素)

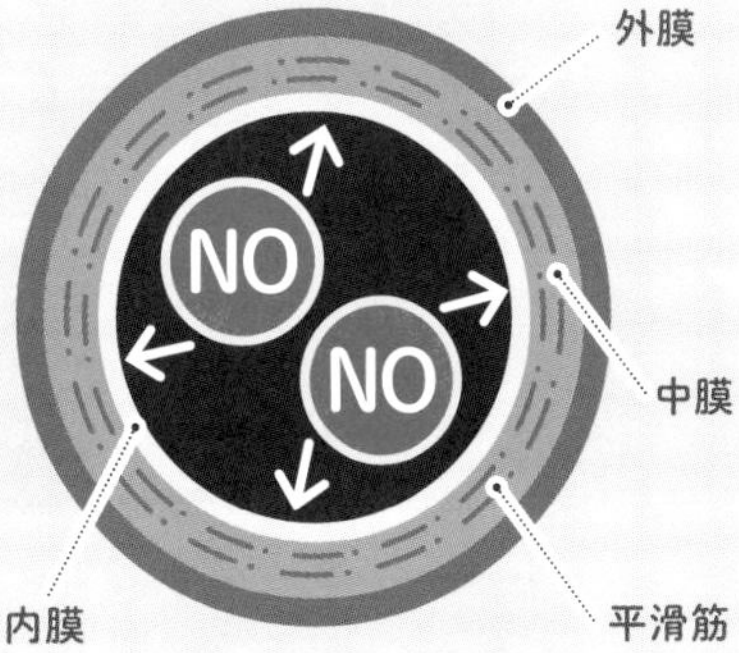
外膜
NO
NO
中膜
内膜
平滑筋

NOは血管の内皮細胞でつくられる物質。血管を柔らかくして広げ、血流をよくすることから血管拡張物質とも呼ばれています。血管内にコレステロールがたまるのを防いだり、血栓の発生を抑えたりもします。

NO の産生を高める有酸素運動を日常に

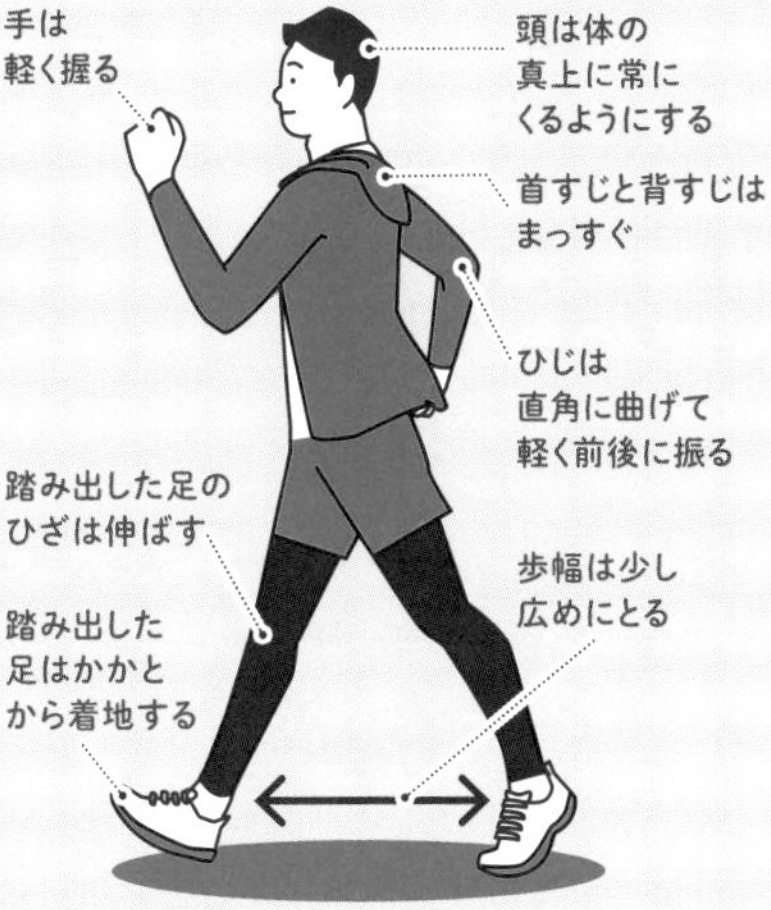
手は
軽く握る
頭は体の
真上に常に
くるようにする
首すじと背すじは
まっすぐ
ひじは
直角に曲げて
軽く前後に振る
踏み出した足の
ひざは伸ばす
踏み出した
足はかかと
から着地する
歩幅は少し
広めにとる

日常に無理なくとり入れやすいのがウォーキングです。歩いて足の裏の毛細血管が刺激されることでNOの産生を増やせることが研究からわかっています。

20分以上の有酸素運動を週3回

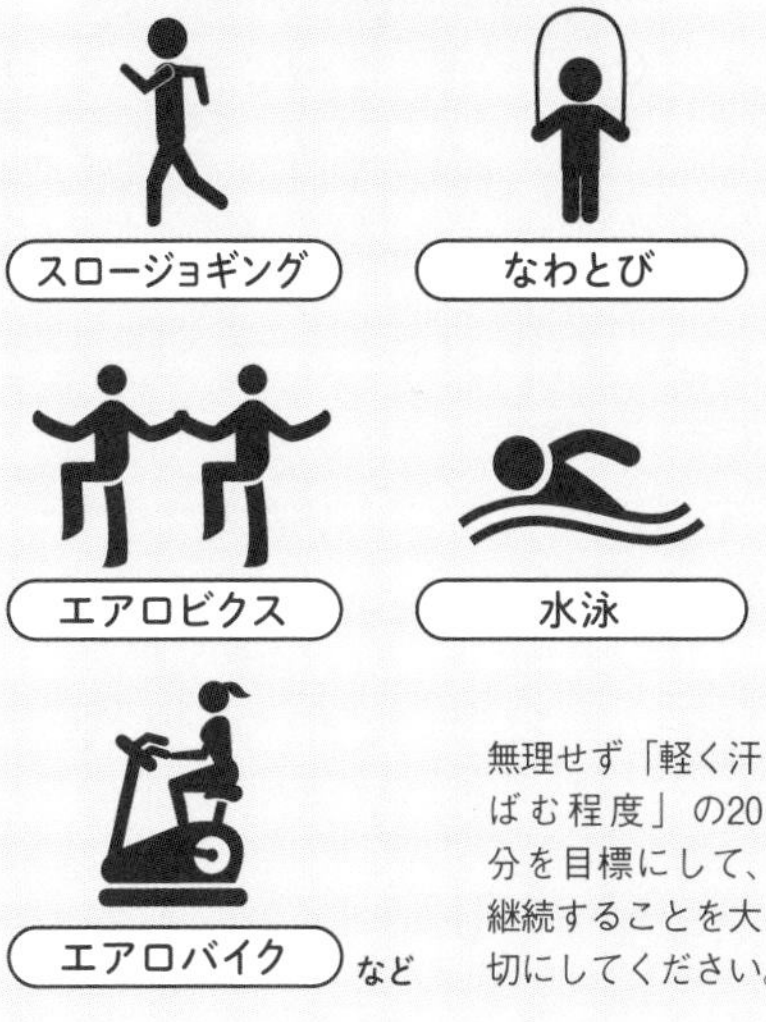
スロージョギング
なわとび
エアロビクス
水泳
エアロバイク
など

無理せず「軽く汗ばむ程度」の20分を目標にして、継続することを大切にしてください。

活性酸素を除去して血管をサビさせない

増えすぎると猛毒にもなる物質

体にとり込まれた酸素のうち数%は、通常よりも活性化した状態になります。これが、いわゆる「活性酸素」です。「体をサビさせる」ことで知られていますが、本来は細菌やウイルスなどの外敵から体を守り、免疫機能を助ける役割があります。

ただし、**増えすぎると活性酸素は危険な存在に。細胞膜を壊して細胞内へ侵入し、がんなどの深刻な病を引き起こしたり、皮膚や髪など体のあらゆる組織を酸化させて老化を進行**させたりします。

血管・血液にも悪影響を及ぼします。ストレスによって血液の中の白血球はベタベタな状態に変性しますが（P．32）、その白血球を活性酸素は攻撃します。すると白血球は茶色く粘ついた状態になり、血管の壁に付着して老化を促進します。

また、血液中の中性脂肪やコレステロールを酸化させ、「過酸化脂質」を発生させることも問題です。この過酸化脂質は、動脈硬化の発端となる物質。傷ついた血管の壁にこびりつき、内壁を厚くして動脈硬化を引き起こします。

いずれにしても、活性酸素は必要以上に増やさないこと。とはいえ、増やす要因は身近にたくさんあります。例えば、紫外線や大気汚染、喫煙、ストレス、食品添加物などなど。すべて避けるのは難しいので、代わりに3章で紹介する**「抗酸化物質」を摂取しましょう。抗酸化物質は食品に含まれる成分で、活性酸素の除去を助けてくれます**。

増えすぎると老化が進む！活性酸素とは

活性酸素は体にとって有効な働きもしますが、増えすぎると体内のあらゆる組織を傷つけて老化を進行させ、重病を引き起こすこともあります。

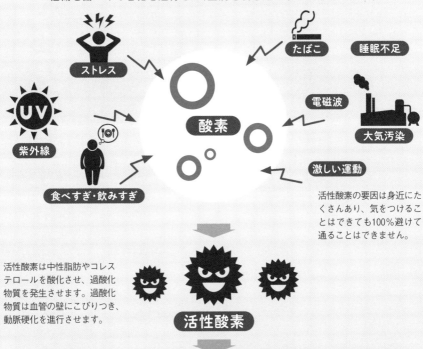

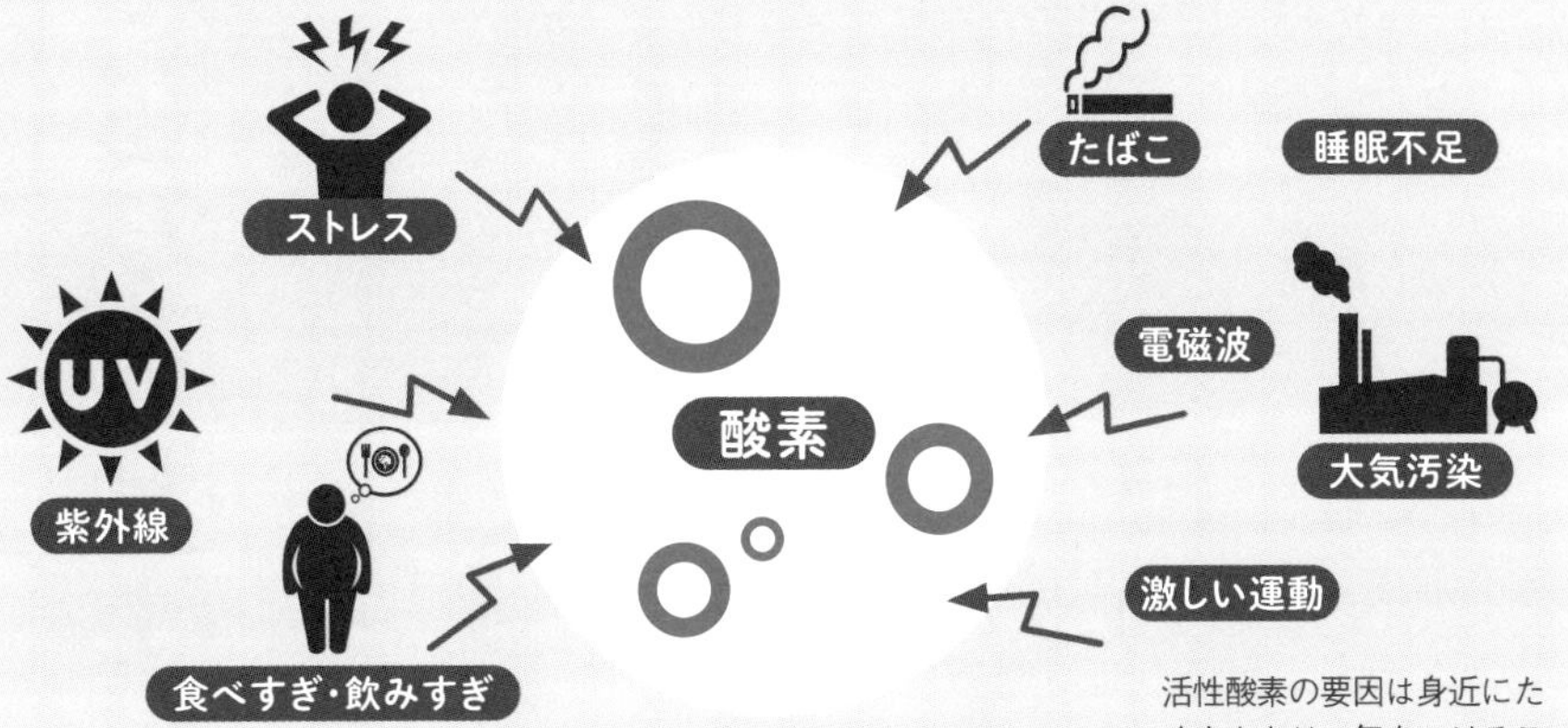

活性酸素の要因は身近にたくさんあり、気をつけることはできても100%避けて通ることはできません。

活性酸素は中性脂肪やコレステロールを酸化させ、過酸化物質を発生させます。過酸化物質は血管の壁にこびりつき、動脈硬化を進行させます。

増えた活性酸素は血管を傷つけ血液を汚し、シミやシワの原因になるほか心筋梗塞や脳梗塞などの重病を引き起こす原因に！

体の活性酸素をお掃除してくれる抗酸化物質

抗酸化物質を含む食品は体内の活性酸素をお掃除してくれます。天然の抗酸化物質と呼ばれるポリフェノール類や、抗酸化ビタミンと呼ばれるビタミンA・C・Eを含む食品を食べることを毎日の習慣にしましょう。

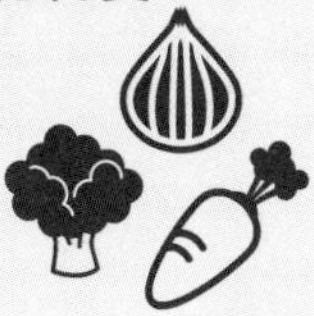

冷え性の原因は血液の汚れ

血流が悪いと末端の毛細血管が壊死

どんなに暖かい日も手足の指先だけは冷たかったり、周りの人は暑がっているのに自分だけ肌寒いと感じてしまう……。これらはいわゆる「冷え性」と呼ばれる症状ですが、西洋医学では病気として扱われてはいません。ですが、**冷え性は中医学でいうところの「未病」です。つまり、改善しなければ、いずれ深刻な病に発展してしまう恐れがある症状**なのです。では、どうして健康な人よりも冷えや寒さを感じてしまうのでしょうか。

その原因の1つが、血液の汚れです。血管を通して血液が全身を巡ることで、私たちは体のすみずみまで温かく感じられます。もし血液がドロドロの状態になって流れが悪くなれば、体は冷えてしまうのです。特に、指先などの末端部分は冷えが顕著に表れます。なぜなら、体の末端にある血管はほとんどが極細の毛細血管だからです。

毛細血管は髪の毛の10分の1ほどの太さしかありません。そのため、少しでも血液が汚れて粘りが出ると、流れが滞って冷えてしまいます。**たかが冷え性と思って放置すると、毛細血管が詰まって壊死《えし》し、どんどん数が減っていきます**。そうなれば、そこへは血液がまったく流れなくなるので、冷えはさらに深刻なものとなるのです。

カイロをあてたり、お風呂に浸かったり、外側から温めたとしても根本的には改善しません。冷え対策には血流をよくすることが何より大事です。

4種類に分けられる冷えも、原因は血行不良

冷えは大きく4種類に分けることができます。
それぞれ微妙に違う原因がありますが、根本的な問題は血流の滞りにあります。

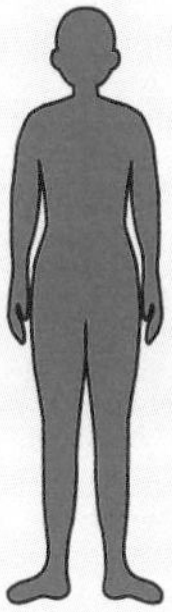

全身が冷える

元々体温が低い体質に加え、生活習慣などの影響による基礎代謝の低下が原因。長く続く場合は、甲状腺機能低下症などの病気の疑いも。

下半身が冷える

お尻や太もも、ふくらはぎなどの筋肉の衰えやこりなどが原因。下半身は冷えているのに、上半身や顔がほてる人も多い。

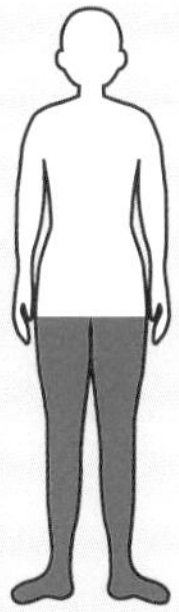

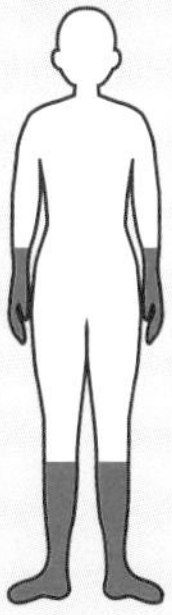

四肢末端が冷える

手足まで血液が行き届いていない状態。運動不足や過剰なダイエットなどの影響で、体内の熱量が不足している可能性も。

内臓が冷える

体の表面は温かいのに、内臓が冷えるいわゆる隠れ冷え性。体の表面の血流は減らないのに放熱し続けることにより体内の温度は低め。

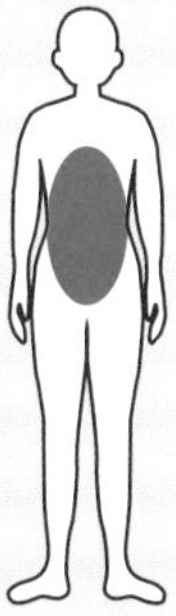

すべては血液ドロドロによる血流の悪化が原因！

カイロを貼る、お風呂で体を温めるなどで一時しのぎはできますが、
どんな冷えのタイプも血流をアップしない限り、根本的には改善しません。

「たかが冷え」とあなどらないよう注意！

手足など四肢末端の血管は、ほとんどが毛細血管。血液がドロドロの状態だとあっという間に血流が滞ります。その状態を放置し続けると、いずれは毛細血管が壊死状態になって数が減り、さらに冷えを加速させます。

血流をよくして体温を1℃上げれば免疫力が最強になる！

体温が低いと免疫細胞が働かない

血液の流れは体の末端の冷えだけでなく、体温とも関係しています。血液が全身をスムーズに流れることで、体温も適度に保たれるからです。裏を返せば、**体温が低いということは、血液が汚れてドロドロしている証拠**といえます。

体温が低いと寒さを感じやすくなりますが、実は問題はそれだけではありません。最も懸念すべきは、免疫力の低下です。では、免疫力とは何なのでしょうか。それは、細菌やウイルスなどの異物から体を守る力。免疫力が低いと、がんや感染症などの病気にかかりやすくなるのです。

免疫力は、体温が1℃下がると、およそ30％もダウンすることがわかっています。免疫の役割を大きく担うのが白血球の中のリンパ球です。リンパ球は外から侵入した細菌やウイルス、体内で発生したがん細胞などを除去する働きを持つ重要な存在。しかし、体温が下がると、このリンパ球の働きが悪くなってしまいます。

通常、**免疫力が高まる体温は、36・5～37℃未満**だといわれています。まずは、自分の平熱を把握して、この範囲内にあてはまるかどうかチェックしてみましょう。平熱を知ることは、自分の免疫力を知ることでもあるのです。もし平熱が低ければ、運動して筋肉を鍛えることをおすすめします。筋肉は熱を発生させるので、筋肉量が増えれば体温が上がり、免疫力もアップします。

平熱を上げればあらゆる病気のリスクが減る

**体温が低いと体調不良や病気に繋がる可能性が高くなります。
逆に上げることで、それらを未然に防ぐことができるのです。**

36.5℃〜37℃未満	免疫力・基礎代謝ともに高い理想の体温。
36℃〜36.5℃未満	低体温予備軍。すぐに体調に悪影響はないが改善は必要。
35.5℃〜36℃未満	免疫力低下の低体温。35.5℃はがん細胞が繁殖し始める体温。
35℃〜35.5℃未満	いわゆる低体温症。自律神経失調症や排せつ機能の低下、アレルギー症状などが出始める。
34℃〜35℃未満	自分で思うように体を動かせない重度の低体温症。30℃まで下がると生命の維持が困難に。

現代人の体温は約50年前から1℃ほど低下している!

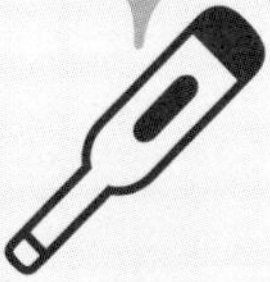

**理想の体温は36.8℃前後!
体温が1℃下がると免疫力は30%ダウンする!**

体温を1℃上げるだけで……

体中の細胞に酸素や栄養素が行き渡るようになる!

血管に付着している老廃物が流れ、詰まりづらくなる!

酵素が働きやすく、免疫、代謝が上がる!

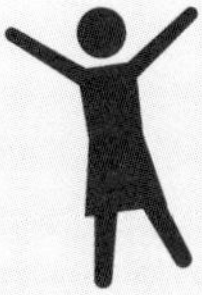

**さまざまな不調が改善され
病気のリスクが下がる!**

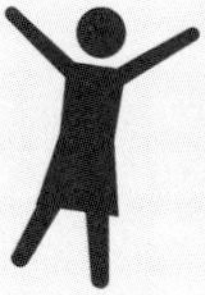

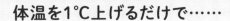

血液の汚れは腸内環境を悪化させる

血流の悪化が便秘を招く

腸は食べ物を消化・吸収するだけの器官ではありません。**腸には多くの神経細胞が集まり「第二の脳」とも呼ばれ、自律神経の働きにも深く関わっています。さらに驚くことに、体内の免疫細胞の60%以上が腸の中に存在する**といわれています。つまり、腸の健康は全身の健康と繋がっているのです。ですから、ヨーグルトや納豆などの発酵食品を食べて腸内環境を整える「腸活」は、1つの健康法として理にかなっています。腸内環境が整えば、自律神経がバランスよく働き、免疫力も増強されて健康になるはずです。

ところが、いくら腸活をしても便秘や下痢を繰り返し、腸内環境が改善しない人がたくさんいます。その理由は血液。**腸も血液が汚れていると機能が低下し、腸内環境が乱れてしまうのです**。

腸には「上腸間膜動脈」という腸をとり巻く血管があり、この血管の血流が停滞すると腸特有の「ぜん動運動」が鈍くなります。ぜん動運動とは腸管を収縮させて便を押し出し、排便を促す動き。これが鈍ると便が詰まって腸内に老廃物がたまり、腸内環境は悪化します。さらに、便秘だと腸内に有毒ガスが増え、それが血中に吸収されて血液をよりいっそう汚すことに……。

この**悪循環を断ち切るには、血液の汚れを改善しなくてはいけません**。血液サラサラで血流がよくなれば、腸活効果も表れやすくなります。

血液がきれいになれば、腸内環境が整う

人間の腸内には100兆個ともいわれる細菌が共存しています。
日和見菌は優位なほうに傾くため、悪玉菌より善玉菌が多い状態を保つのが理想です。

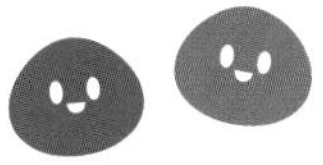

いい影響を与える

善玉菌

ビフィズス菌など体に有用な代謝物をつくる。

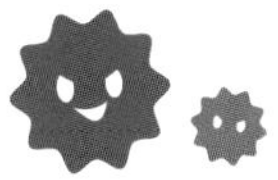

悪影響を及ぼす

悪玉菌

さまざまな病原体を含み、病気や体の不調を招く。

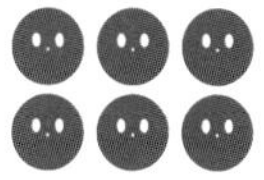

多いほうに優位に働く

日和見菌

腸の状態に合わせて無害にもなり有害にもなる。

腸内細菌の理想のバランスは

善玉菌	悪玉菌	日和見菌
2	1	7

2 : 1 : 7

このバランスがいいと血液の状態もよく、血流もよくなる

腸の周りの血流が悪化すると老廃物がたまる

血液がサラサラなら
ぜん動運動もスムーズ!

腸を収縮させながら便を移動させ、排便を促すぜん動運動は、腸をとり巻く血管の血流に大きく左右されます。便を排出できずに腸内に老廃物がたまると、腸内環境は一気に悪化。こうなるといくら腸にいいものを食べてもよくなりません。まずは、血流がよくなるよう改善する必要があります。

血液サラサラのためにはとにかく水を飲む

最低でも1200mLの水分補給を

人の体は約60%が水分で占められています。体内の水分が2%失われると、のどの渇きを感じ、運動機能が低下し始めます。3%で強いのどの渇きや食欲不振、4~5%で疲労感や頭痛、めまいなどの脱水症状や熱中症の症状が表れます。水分は生命維持に欠かせないものですが、不足するとなぜ、このような不調が起こるのでしょうか。

実は、血液にも多くの水分が含まれています。血液は白血球などの血球と液体の血しょうで構成されており、血しょうの約90%が水分です。体に必要な栄養素や酸素は、血しょうの水分にのって各組織へ運ばれていきます。ところが、**体の水分が不足すると、血液の水分も不足して血液が濃い状態に。つまり、粘度が増して血流が悪くなるのです。すると、必要な栄養素や酸素が全身に行き渡らなくなり、さまざまな体調不良として表れます**。また、血液が固まりやすくなり、心筋梗塞や脳梗塞などのリスクも高まります。

水分不足になるのは、夏の期間や運動時だけに限りません。普通に暮らしているだけで、汗や尿、吐く息、さらには皮膚からの蒸発などで多くの水分が失われています。その量は、1日約2500mL。**食事から得られる水分などを差し引きすると、1日1200mLもの水分が不足することに。サラサラの血液を保つためには、最低でもこの不足分の水分を補給する**ようにしましょう。

水分不足の血液はドロドロ状態

血液はダイレクトに水分不足の影響を受けます。そのほかにも、リンパ液や髄液など、体は水分で支えられているといっても過言ではありません。

水分不足で血液がドロドロの状態になっていると、肌が乾燥してシワが増えるなど、それだけで老化が進みます。また、血流が悪くなり脳に十分な酸素や栄養素が行かないと脳卒中のリスクが高まり、将来的に認知症を発症する危険性もあります。

1日に必要な水分量は2500mL

厚生労働省によると1日に必要な水分量は2500mL。脱水症状になると血液が固まりやすく、血栓ができやすくなるので意識して水分を摂取しましょう。

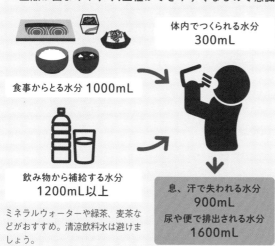

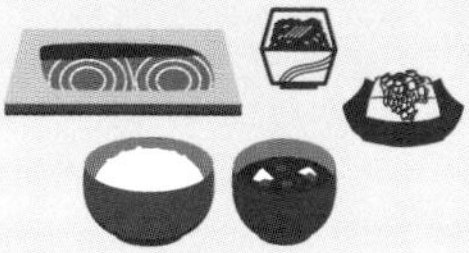

食事からとる水分 1000mL

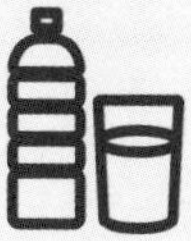

飲み物から補給する水分
1200mL以上

ミネラルウォーターや緑茶、麦茶などがおすすめ。清涼飲料水は避けましょう。

体内でつくられる水分
300mL

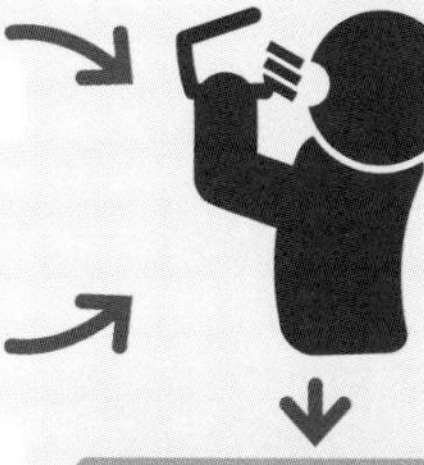

息、汗で失われる水分
900mL
尿や便で排出される水分
1600mL

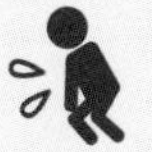

体内の水分を
5%失うと
脱水症状や熱中症の症状が出る。

体内の水分を
10%失うと
筋肉の痙攣、循環不全が起きる。

体内の水分を
20%失うと
脳梗塞、心筋梗塞などで倒れ、死に至る。

一度にではなく、1日の中でこまめに飲むことを習慣化しましょう。

COLUMN

家庭ではかる血圧が大切

血圧をはかることは、血管・血液の状態を知る上でも大切です。毎朝でなくてもときどきはかって自分の血圧を把握しておきましょう。実は病院ではかるより、家ではかる血圧のほうが正確。家なら毎日同じ条件で、かつリラックスした状態ではかれるからです。病院ではかる場合は、待ち時間で疲労したり緊張したりして自律神経が乱れ、本来の血圧より高くなることが多いのです。ただし、家ではかる場合も正しい測定法ではかることが重要です。

血圧の正しいはかり方

1 タイミングは起床後1時間以内

起きてから朝食をとる前にはかりましょう。食べると自律神経が交感神経優位に切り替わり、血圧が上昇します。

2 はかる前に深呼吸する

リラックスした状態ではかるのが理想的。血圧計の前に座ったら、気持ちを落ち着けて深呼吸しましょう。

3 カフはひじから指2本分上に巻く

血圧は心臓と同じ高さではかるのが基本です。ひじから指2本分上あたりがベスト。きつく巻きすぎないように注意してください。

4 2回はかる

家でも多少緊張するので、1回目より2回目のほうが正確です。ただし、何度もはかるのはNG。2回までにしておきましょう。

5 血圧の値を記録する

記録することも大切。必ず上と下の血圧を書きとめておきましょう。病院にかかる際には、有効な資料になります。

第3章

血管と血液がみるみる若返るすごい食事術

食事をほんの少し見直すだけで血管・血液はみるみる若返る

血管・血液が若返る食事とは

血管・血液を若返らせるためには、食生活を見直すことが不可欠です。体に必要な栄養素をバランスよくとることが基本ですが、なかでも**おすすめしたい食品が「オサカナスキヤネ」。それぞれ、オ＝お茶、サ＝魚、カ＝海藻、ナ＝納豆、ス＝酢、キ＝きのこ、ヤ＝野菜、ネ＝ねぎ類を指します。**

これらは、糖の代謝を促す栄養素を含む食品、中性脂肪を減らす作用のある栄養素を含む食品、活性酸素を除去する作用のある抗酸化物質を含む食品の代表的なもの。つまり、血管・血液の健康のために最も摂取したい食品リストになっています。体にいい食品は細かく挙げればきりがなく、いちいち覚えていられません。そこで、覚えやすい「オサカナスキヤネ」の食品を3食に意識的にとり入れることをおすすめしています。

本書では、**トップクラスの血液サラサラ効果を持つ食品を組み合わせたスペシャルレシピを考案しました。名づけて「血流爆上がり万能トマたま酢」**。使う材料はトマト、たまねぎ、黒酢のたった3つ。食前に食べると効果的ですが、他の食材と合わせてアレンジしてもOK。簡単につくれておいしいので、無理なく習慣化できます。

もう1つ**普段の食事で心がけたいのが「糖質ちょいオフ」**。糖質は大切な栄養素ですので、絶つ必要はありません、ごはんならいつもの量から一口分減らすだけで十分効果があります。

3つのキーワードで血液サラサラ新食習慣

オサカナスキヤネ・血流爆上がり万能トマたま酢・糖質ちょいオフの3つのキーワードを意識した新食習慣を実践しましょう。

◆血液サラサラ食習慣①オサカナスキヤネ

オ	お茶	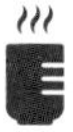	主に緑茶。緑茶の渋み成分である茶カテキンは抗酸化作用が高い。	P.78へ
サ	魚	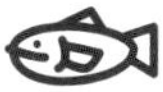	主に青魚。青魚に豊富に含まれるDHAやEPAが血小板凝集を抑制。	P.80へ
カ	海藻		こんぶやわかめに含まれる水溶性食物繊維が血糖値の急上昇を抑制。	P.82へ
ナ	納豆	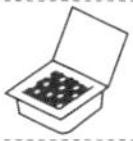	納豆特有の成分ナットウキナーゼには血栓を溶かす作用がある。	P.84へ
ス	酢	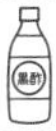	酢酸、クエン酸には赤血球の膜を柔軟にする作用がある。	P.86へ
キ	きのこ	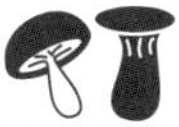	食物繊維が血糖値の急上昇を抑制し、βグルカンが中性脂肪を低下させる。	P.88へ
ヤ	野菜	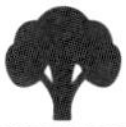	食物繊維が血糖値の急上昇を抑制し、ビタミンCが活性酸素を除去する。	P.90へ
ネ	ねぎ類		たまねぎ、長ねぎ、にんにくなどの成分の１つアリシンが血小板凝集を抑制。	P.92へ

◆血液サラサラ食習慣②血流爆上がり万能トマたま酢

血液サラサラ効果の高いトマト＋たまねぎ＋黒酢を組み合わせた最強のメニュー。

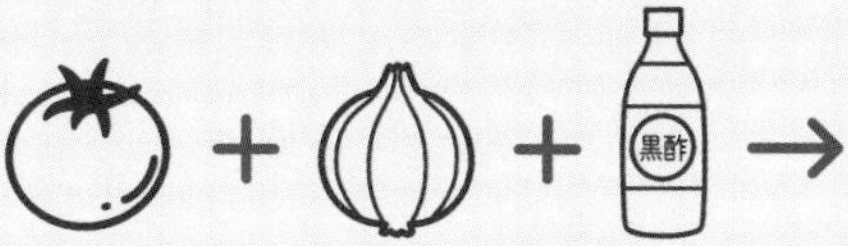

P.72へ

◆血液サラサラ食習慣③糖質ちょいオフ

いつもの食事の糖質を、ゼロにするのではなく一口分減らす。

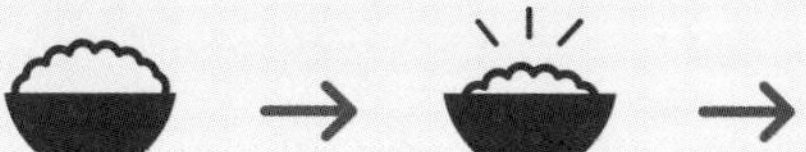

P.76へ

最強の血液サラサラレシピ「血流爆上がり万能トマたま酢」

トマトとたまねぎと黒酢で血液サラサラ

体にいい食品はたくさんありますが、それらを気にしながら日々の献立を考えるのは大変です。神経質になるあまり、それがストレスになってしまっては逆効果。とはいえ、食事は血管・血液の健康と切っても切り離せない関係であるため、気を配る必要はあります。そこで、毎日の食生活に負担にならず、かつ手軽においしく摂取できる方法がないかと考えました。それで誕生したのが「血流爆上がり万能トマたま酢」。すごい名前ですが、これにはきちんとした理由があるのです。

MC-FANで血流と食べ物の関係性を調べたところ、**血液サラサラ効果が高い食品のトップは「酢」**でした。血糖値の上昇や中性脂肪の合成を抑える効果が期待できます。**野菜の1位は「トマト」で、2位は「たまねぎ」**。トマトの赤い色素であるリコピンは抗酸化作用が強く、高血圧などを抑制。たまねぎの成分であるアリインは、切るとアリシンに変化。血中の善玉コレステロールを増やし、悪玉コレステロールを減らしてくれます。また、香り成分のピラジンは血小板の凝集を防ぐ効果が。血液サラサラ効果が高い3つの食品を組み合わせたのですから、最強であることには間違いありません。実際に食べた人のなかには、すぐに「体がポカポカし始めた」という人もいました。**「血流を爆上げする」という気持ちで、ぜひ食習慣に加えてみてください。**

血液がサラサラになる3大食材

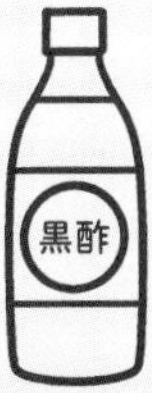

黒酢

お酢に含まれる酢酸は、赤血球の膜をしなやかにする効果があり血流を促進します。血圧や血中コレステロールを低下させる働きも。おすすめは1年以上熟成させた「黒酢」。コクがあり風味もよく、味もまろやかなので水や炭酸などで割るだけでも飲みやすいのが魅力です。

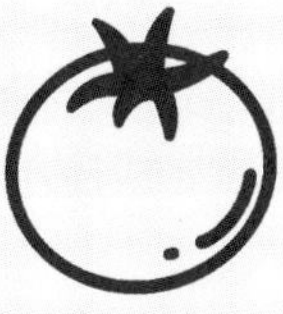

トマト

トマトの赤い成分であるリコピンには抗酸化作用があり、血中の活性酸素を除去してくれ、がんを抑制する効果も。加熱や加工、オリーブオイルと合わせると体内での吸収率が上がります。また、エスクレオサイドAという成分には、血管の壁に悪玉コレステロールが付着するのを防ぐ効果も。

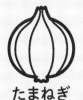

たまねぎ

たまねぎの成分アリインは、切ったりおろしたりすることによって独特の臭みや刺激的な香りの原因でもあるアリシンに変化。アリシンは抗酸化作用が高く、善玉コレステロールを増やし、悪玉コレステロールの増加を防ぐ効果も。脂質異常症や高血圧などの予防にも効果があるとされています。

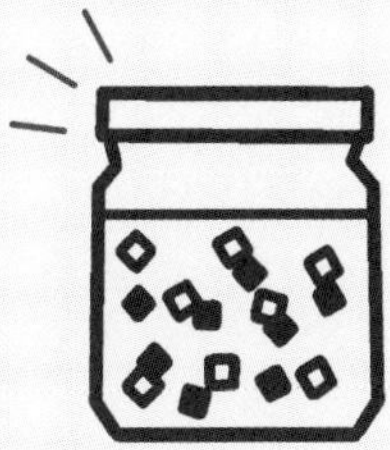

血管・血液の最強フード
血流爆上がり万能トマたま酢

それぞれを日々摂取するだけでも血液サラサラ効果は十分にありますが、組み合わせることでより強力に。食前にサラダ感覚で食べれば、血糖値の急上昇を抑えてくれます。

能トマたま酢」のつくり方

そのまま食べてもアレンジしてもOK！材料はたった3つ！
好みに合わせて使える3つのつくり方を紹介します。

好みで選べる3つの万能トマたま酢

1 すりおろし万能トマたま酢

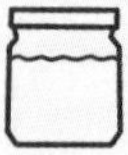

材料

トマト
1個

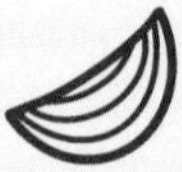

たまねぎ
1/4個

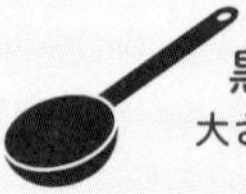

黒酢
大さじ2杯

つくり方

①保存容器にたまねぎをすりおろし、黒酢を加えて混ぜ合わせる。
②トマトをすりおろし、①に加えて混ぜ合わせる。

レシピメモ

さらりとして軽い口あたり、スープのように飲むこともできる。

2 粗みじんの万能トマたま酢

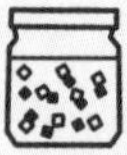

材料

トマト
1個

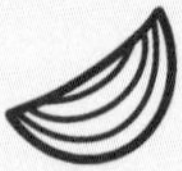

たまねぎ
1/4個

黒酢
大さじ2杯

つくり方

①保存容器に5mm角に切ったたまねぎを入れ、
黒酢を加えて混ぜ合わせる。
②トマトを5mm角に切り、①に加えて混ぜ合わせる。

レシピメモ

フレッシュサルサのようなさわやかさ。シャキシャキした食感もおいしい。

血液サラサラ～血管ピチピチ♪「血流爆上がり万

3 トマト缶で万能トマたま酢

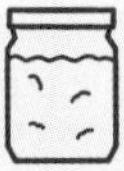

材料

カットトマト缶
1缶（400g）

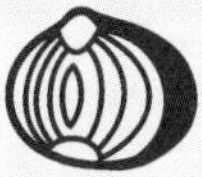

たまねぎ
1/2個

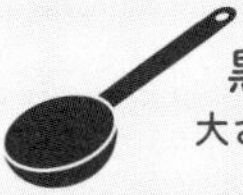

黒酢
大さじ4杯

つくり方

①保存容器に5㎜角に切ったたまねぎを入れ、黒酢を加えて混ぜ合わせる。
②トマト缶を①に加えて混ぜ合わせる。

レシピメモ

トマトとたまねぎの旨みがぎゅっと詰まった濃厚な味。

おすすめの食べ方

- どのレシピも調理後すぐに食べられますが、冷蔵庫で1晩置くことで黒酢のまろやかな味に、たまねぎの辛みがなじんで食べやすくなります。
- 汁までしっかり食べ切ってください。
- 血糖値の急上昇を抑えるため、食前に食べるのがおすすめ。
- ❶と❷は1/2量、❸は1/4量を食べると、酢の1日の摂取目安量になります。

保存方法

- ふたがしっかり閉まる保存容器に入れて、冷蔵庫で保存してください。
- ❶と❷は3日間、❸は4日間が保存目安です。調理後はできるだけ早めに食べることをおすすめします。
- 細菌が繁殖すると傷む原因になります。食べ切らない場合は、保存容器から直接食べずに、口をつけていない清潔なスプーンなどで器にとり分けてください。

さまざまな食材との相性がいい万能トマたま酢。
組み合わせたいおすすめの食材や料理をP.94で紹介しています。

「糖質ちょいオフ」の食事が血管と血液を守る！

過剰摂取の糖質を15％減らす

血液を汚す要因の1つが「糖」です。血液中の糖が過剰になり、血糖値が高い状態が続くと、血液がドロドロでネバネバとした状態に。やがて赤血球が硬くなり、血管を詰まらせることになります。糖が増える原因は、主に糖質のとりすぎ。そのため、食事からの糖質の摂取量を減らすことが必要になります。とはいえ、糖質は体にとって大切な栄養素でもあるため、ゼロにしたり極端に減らしたりすることは避けましょう。

では、「糖質ちょいオフ」を具体的な数値にしてみましょう。**1日に摂取する糖質の目標値は、男性で250g、女性で200gです。これまで摂取してきた量から15％減らすくらいのイメージ**になります。ごはんであれば、一口分を減らせばだいたい糖質を15％減らせます。外食時は「ごはんを少なめに」とオーダーする習慣をつけるとよいでしょう。糖質量にはさほど変わりはないですが、白米を玄米や雑穀米に、パンなら全粒粉に換えると、食物繊維が多いので糖の吸収を緩やかにしてくれます。糖質を減らした分は、たんぱく質豊富な食材で補いましょう。

どうせ減らすなら、1食抜けばいいのではないかと、考える人もいると思いますが、**空腹が長く続くと食事をしたときに急激に血糖値が上がり、血管に負担がかかります。3食を規則正しく食べる**ことが、血管と血液の健康にも繋がるのです。

外食はちょっとした心がけで糖質オフ！

自炊すれば意外と簡単にちょいオフはできますが、問題は外食。平日は健康的に、休日は気にせず楽しむなど、メリハリをつければOKです。

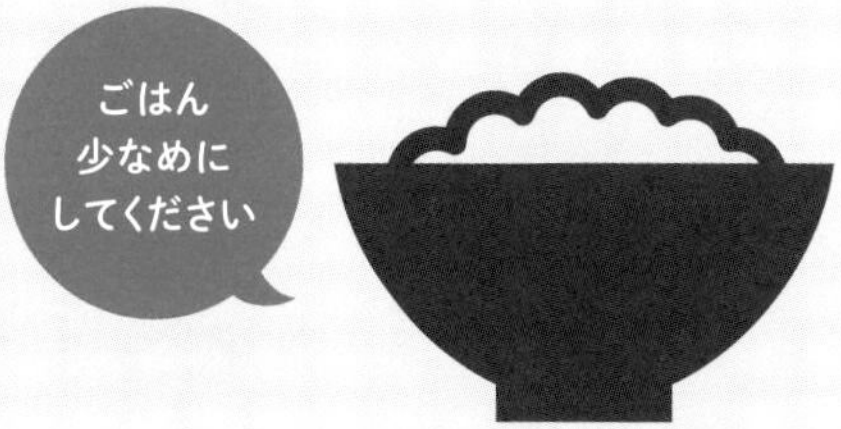
ごはん
少なめに
してください

注文時に「ごはん少なめで」を習慣化してください。ごはんを減らした分、おかずはしっかりと食べましょう。

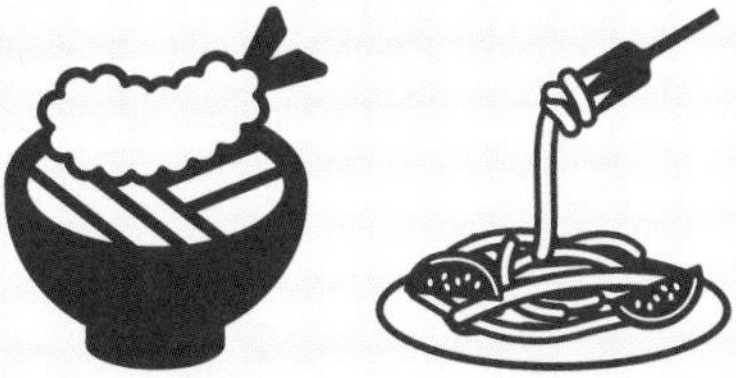

麺類はどうしても糖質量が多め。ですが、好きなものを我慢しすぎるのもよくないので、週に1回のお楽しみにするなど工夫を。

丼ものはサラダをプラス

できればバランスよく食べられる定食がおすすめですが、丼ものを食べる場合は、ごはんの量を減らし、サラダをプラスするとベター。

糖質を減らした分、補いたい食品

魚や肉、たまごなどたんぱく質が豊富な食品は、血管や血液の健康に関わる筋肉をつくるためにも積極的にとりましょう。また、食物繊維が豊富な海藻、きのこ、葉野菜なども血糖値を急激に上昇させないためには欠かせません。

オサカナスキヤネ

お茶で血中コレステロールを下げる

茶カテキン豊富な濃い緑茶を飲む

緑茶を飲んだときに感じる渋味。これは「茶カテキン」と呼ばれるポリフェノールの一種で、あらゆる健康効果が秘められています。

まず、**強い抗酸化作用があり、体内の活性酸素を除去してくれます。加えて、血液を汚す要因である糖の吸収を緩やかにし、血糖値の急激な上昇を抑制します。さらに、血中のコレステロールや中性脂肪を減らす働きや、抗菌作用、抗炎症作用も高いため、歯周病予防にも効果的**です。

緑茶はほかのお茶に比べて、この茶カテキンが豊富に含まれているので一番おすすめです。それも、**濃くいれた緑茶がベスト。濃いと健康成分が多く抽出されているので効果が高まります**。

飲み方は、急須で茶葉からいれるのが一番。できれば、使用済みの茶葉も黒酢などで味つけして野菜感覚で食べてみてください。いれた後でも、茶葉にはたくさんの成分が残されています。もし、茶葉からいれるのが面倒なときは、市販のペットボトルの濃いタイプの緑茶でもかまいません。飲む量は、1日500mLくらいを目安にしましょう。

そのほか、大麦を炒ってつくる麦茶も血小板の凝集を抑える成分「アルキルピラジン」が含まれ、中性脂肪の多いザラザラ血液の人におすすめ。また、ウーロン茶に含まれるポリフェノールには、血中の中性脂肪やコレステロールを減らす働きがあります。

血管・血液に嬉しい緑茶のすごい効果

動脈硬化を防ぐ

茶カテキンのほか、ビタミンC、βカロテンといった抗酸化ビタミンが豊富。茶カテキンは血中コレステロールの増加を抑えてくれるので、動脈硬化の予防も期待できます。

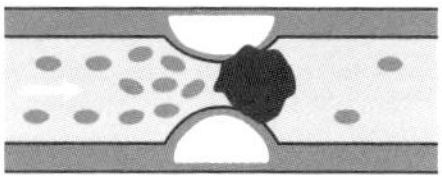

血圧の上昇を抑える

緑茶に多く含まれるテアニンにはリラックス効果があります。リラックスすると副交感神経が優位になるため、血圧が安定します。

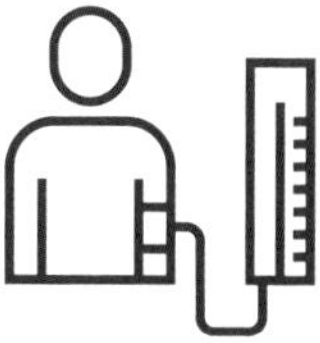

歯周病を防ぐ

茶カテキンには抗菌作用や抗炎症作用があります。血液を汚す歯周病菌が増えるのを防ぐだけでなく、口臭予防にもなります。

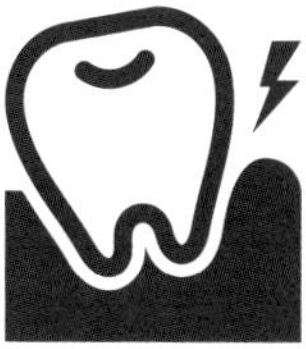

脂肪の燃焼を促進

高濃度の茶カテキンを継続的に摂取すると、肝臓や筋肉の脂肪代謝がアップ。糖の吸収を緩やかにする作用もあるので、脂肪がたまりにくい体に。

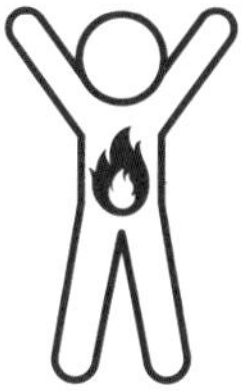

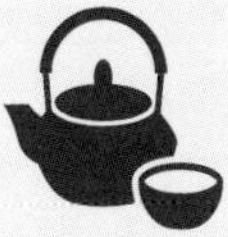

- **1日500mL程度**を目安に、**こまめ**に飲みましょう。**食前に100mL**程度飲むのがおすすめです。
- 急須を使って**茶葉からいれた濃いお茶**がベスト。70～80度の湯を注ぎ、5分ほどかけてゆっくり抽出を。
- ペットボトルなどの市販品を選ぶ場合は、**健康成分が含まれた濃いお茶**を選びましょう。

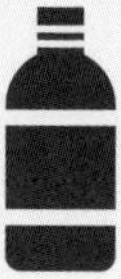

麦茶やウーロン茶にも血液サラサラ効果がある

大麦を使った麦茶に含まれるアルキルピラジンには、血小板の凝集を防ぐ効果が。ウーロン茶のウーロン茶ポリフェノールは、血中のコレステロールや中性脂肪を減らす効果が期待できます。

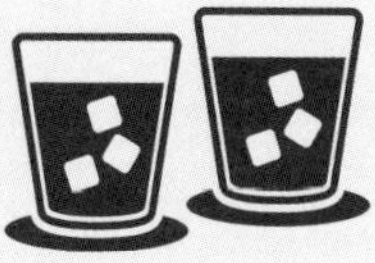

オサカナスキヤネ

魚を食べれば血液がサラサラに

青魚にはDHAとEPAがたっぷり!

魚の脂には、DHA(ドコサヘキサエン酸)やEPA(エイコサペンタエン酸)というオメガ3脂肪酸(n-3系脂肪酸)が含まれています。オメガ3脂肪酸は体の機能維持に欠かせない脂質で、**血液にもよい作用をもたらします。例えば、赤血球の膜を柔らかくする、血液中の過剰な糖を減らす、血小板の粘り気を抑える**といったことです。さらに6週間とり続けると、内臓脂肪が減少するという報告もあります。**DHAもEPAも体内でつくることができない必須脂肪酸なので、積極的に魚を食べて摂取するよう心がけましょう**。

ただし、魚の種類によって含有量が異なります。特に豊富に含まれているのが青魚。青魚とは、サバ、サンマ、アジ、イワシなどの背が青い魚のことです。近頃は若い世代の魚離れもあり、青魚が食卓に上ることも少なくなってきました。そこで、おすすめしたいのが、手軽な「サバ缶」です。

DHA、EPAの1日の摂取目安量は、2つ合わせて約2g。サバ缶1缶で、ほぼこの量を摂取することができます。価格も安く、コンビニエンスストアでも売られているので入手しやすいのもメリット。また、これらは酸化しやすい油ですが、缶詰ならその心配もありません。

缶詰以外なら、生で食べるのがおすすめ。成分を逃さず摂取できます。酸化防止に、ビタミンCを含む柑橘類を絞ってかけるとよいでしょう。

DHAとEPAは血管・血液に欠かせない

体内で合成することのできないDHAやEPAは、食品から摂取することが必要な、n-3系脂肪酸（必須脂肪酸）の1つ。血液のためにも、意識して摂取しましょう。

DHA（ドコサヘキサエン酸）

血管をしなやかにしてサラサラの血液を保つ働きがあり、血中のLDLコレステロールと中性脂肪を減らす効果も期待できます。

EPA（エイコサペンタエン酸）

血液のドロドロを改善し、血栓を予防。血管にコレステロールを蓄積させにくくし、動脈硬化を防ぎます。

●オメガ3脂肪酸の摂取目安量 （g/日）

年齢	男性の目安	女性の目安
30〜49歳	2.0	1.6
50〜64歳	2.2	1.9
65〜74歳	2.2	2.0
75歳以上	2.1	1.8

※厚生労働省「日本人の食事摂取基準（2020年版）」をもとに作成

1日の理想の摂取量をカバーできる優秀なサバ缶

DHAやEPAはサプリメントも売られていますが、できるだけ食品から摂取することが理想です。毎日青魚を食べるのは大変ですが、缶詰をうまく活用するのがおすすめです。

●魚類のDHA・EPA含有量

	DHA	EPA
サンマ	2200mg	1500mg
サバ	970mg	690mg
アジ	570mg	300mg
マグロ	120mg	27mg

（可食部100g あたり）

※文部科学省「日本食品標準成分表（八訂）増補2023年」をもとに作成

DHAとEPAは調理過程で減少する場合があるため、お刺身で食べるのがベストですが、サバの水煮缶なら、オメガ3系脂肪酸が約2.7g（100gあたり）含まれているので、手軽に1日の摂取目安量がとれます。

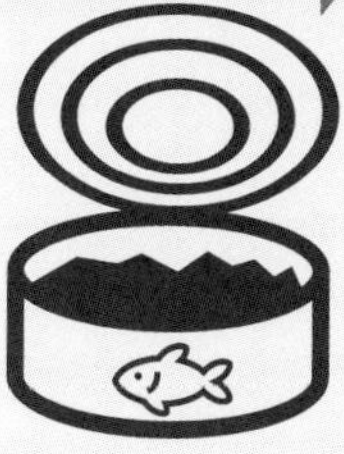

オサカナスキヤネ

海藻の食物繊維が糖の吸収を緩やかに

少量ずつでも毎食とると効果的

海藻には食物繊維が豊富に含まれています。食物繊維には、水に溶ける性質の「水溶性食物繊維」と、水に溶けない性質の「不溶性食物繊維」の2種類がありますが、海藻はどちらかというと水溶性食物繊維のほうが豊富。なかでも、**「フコイダン」という成分やぬめり成分の「アルギン酸」は、糖の吸収を緩やかにして食後の血糖値の急上昇を抑制する作用があります。また、フコイダンには腸内の余分なコレステロールを排出する働きがあるため、コレステロール値の低下にも役立ちます**。

血液の健康に繋がる成分を多く含む海藻ですが、一度にたくさん食べてもその分効果が上がるわけではありません。むしろ、**食事のたびに少量ずつとるほうが効果的**。糖の吸収を抑えるためには、食べ始めや食事の中ほどにとるのが理想です。海藻にはわかめやこんぶ、ひじき、もずく、海苔など日本人になじみ深い食材が多いので、味噌汁や酢の物に少しずつ加えて、毎日必ず食べるようにするとよいでしょう。

ちなみに、特に食物繊維が多いのは天草《てんぐさ》という海藻です。水溶性と不溶性のどちらも含まれるので、不溶性ならではの腸内環境を整え便通をよくする効果も得られます。天草でできた食品では、寒天やところてんがおすすめ。寒天はようかんなど和菓子にもよく使われていますが、その場合は糖質も同時にとることになるので要注意です。

糖の吸収を抑えたり、血圧や血糖値を一定に保つ

食物繊維の一種であるフコイダンとアルギン酸をはじめ、
ミネラルも豊富な海藻類。ネバネバ血液の人は意識的に摂取したい食品です。

血液に嬉しい海藻の効果

- 血糖値の急上昇を防ぐ
- コレステロール値を下げる
- 血圧を安定させる

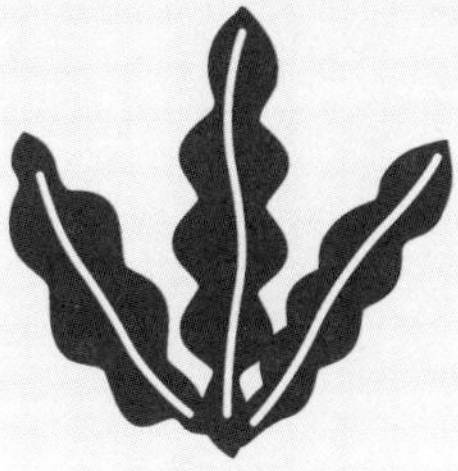

わかめ

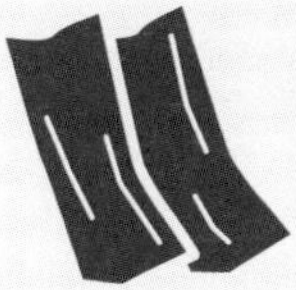

こんぶ

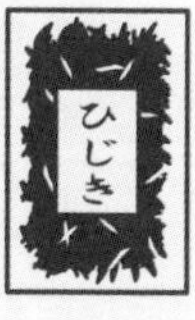

ひじき

食物繊維が血糖値の急上昇を防ぐ

フコイダンとアルギン酸には糖の吸収を緩やかにし、血糖値の急激な上昇を抑える作用が。腸までほぼ消化、吸収されずに届き、腸内の余分なコレステロールや有害物質を排出します。また、海藻はミネラルも豊富。体の新陳代謝を促し、血圧や血糖値を一定に保ちます。

2種類の食物繊維が豊富に含まれるところてん

天草からつくられるところてんや寒天は、水溶性、不溶性どちらの食物繊維も豊富。
腸内環境を整え、血管と血液を若々しく保ちます。

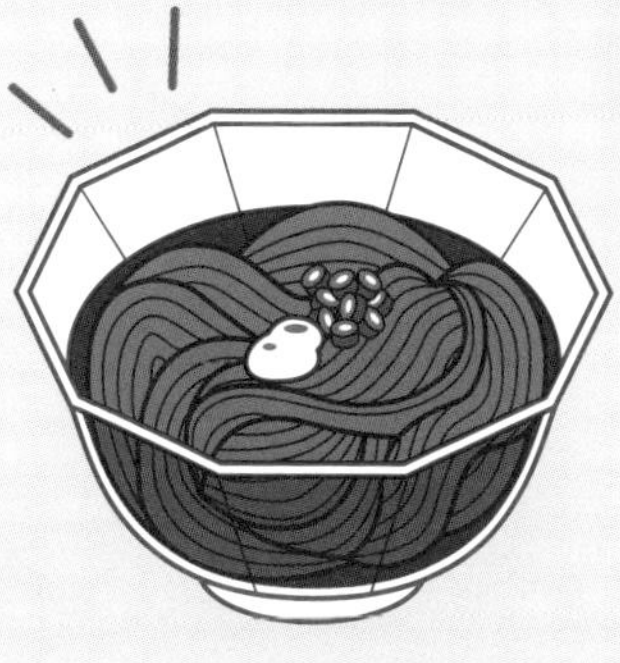

水溶性食物繊維 ＋ 不溶性食物繊維

カロリーはほとんどなく、糖質はゼロ

糖質のとりすぎには注意

寒天が原材料でも、ようかんやみつ豆などの和菓子には糖質が多く含まれます。血液のことを考えるなら、甘みのないところてんを二杯酢やポン酢などで食べるのがベター。

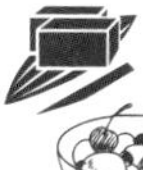

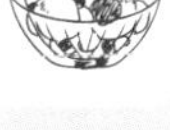

オサカナスキヤネ

納豆にしかない血液サラサラ成分

ナットウキナーゼで血栓予防

納豆に含まれる健康成分といえば、「ナットウキナーゼ」。納豆のネバネバに含まれる酵素で、納豆にしか存在しない非常に優れた栄養素です。

なぜ優れているかというと、**ナットウキナーゼには、脳梗塞や心筋梗塞の原因となる血栓（血液の塊）を溶かす効果がある**からです。血栓のもととなるたんぱく質「フィブリン」に直接働きかけて分解するほか、さまざまな方法で**血栓の溶解を促し、サラサラ血液へと導いてくれます。また、豆類である納豆は食物繊維も豊富。ご存じのように食物繊維は糖の吸収を緩やかにし、血糖値の急上昇を防ぐ効果があります。**

そんな納豆のおすすめの食べ方が「酢納豆」。P.81で詳しく紹介しますが、お酢も血液をサラサラにする食品です。納豆とお酢、この2つを組み合わせることで、絶大な健康効果が得られます。

酢納豆のつくり方は簡単で、納豆1パックに大さじ1程度のお酢を加えて混ぜるだけ。タレなどの調味料には糖質が多く含まれるので、できれば加えずに食べることをおすすめします。お酢の効果で臭みが消え、味もおいしくなるはずです。

覚えておいていただきたいのは、ナットウキナーゼの弱点は熱であること。熱にとても弱いので、熱々のごはんにのせるだけでも効果が薄れる場合があります。加熱調理を避けるのはもちろん、酢納豆のようにそのまま食べるようにしましょう。

納豆は日本が誇るスーパー伝統食

納豆の発酵過程で発生する独自の酵素「ナットウキナーゼ」。

血栓溶解、血圧抑制に効果があるとされ、血液サラサラ食材としても注目されています。

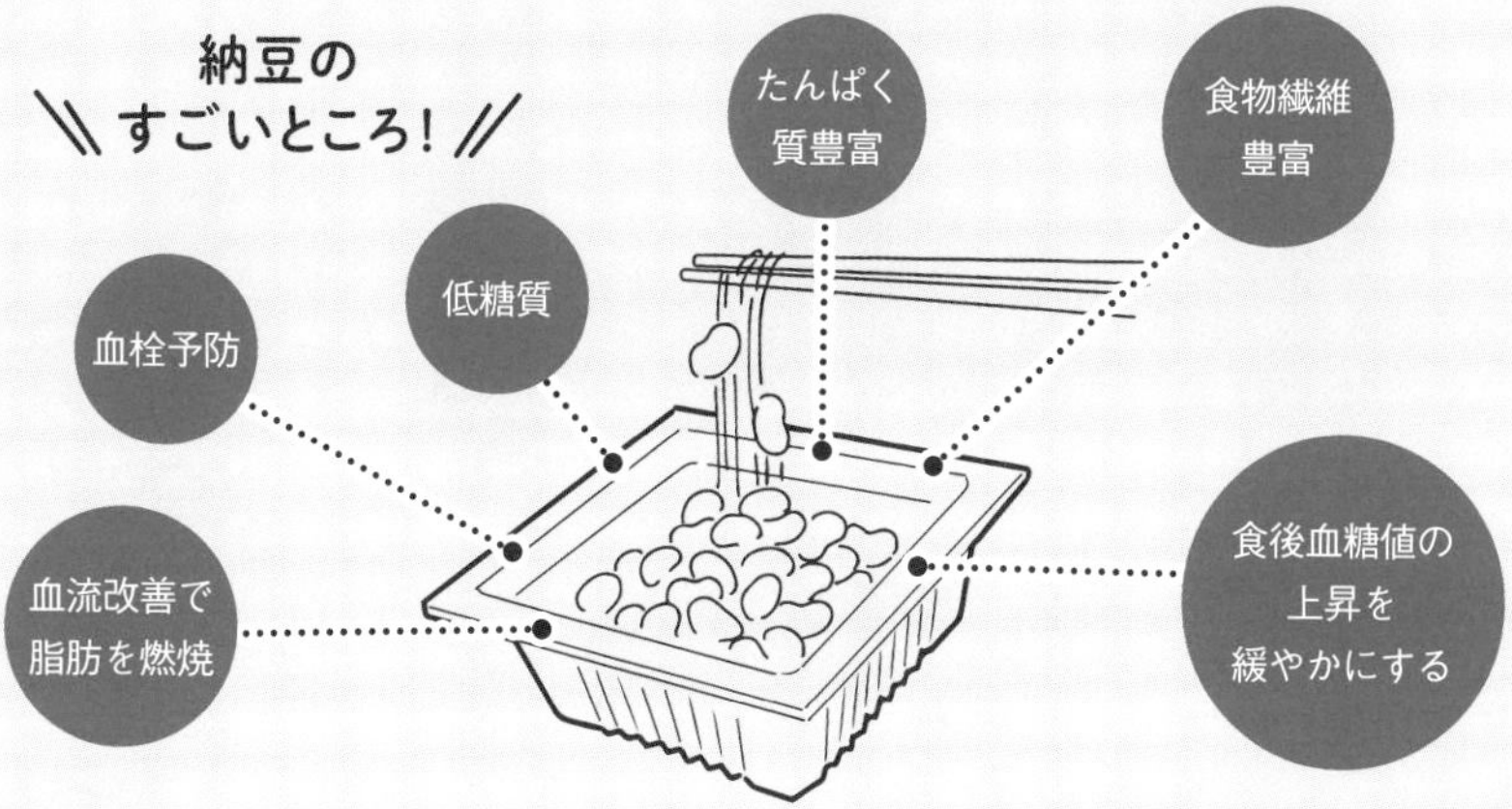
納豆の
すごいところ!
たんぱく
質豊富
食物繊維
豊富
低糖質
血栓予防
血流改善で
脂肪を燃焼
食後血糖値の
上昇を
緩やかにする

ナットウキナーゼは熱に弱い性質があるため、健康効果という意味では、加熱調理や炊きたて熱々のごはんにかけるのは避けるのがベターです。

シンプルで最強の「酢納豆」を食べよう!

納豆についているタレには糖質が多く含まれています。血管・血液の健康のためには糖質ちょいオフが必要なので、タレをお酢に置き換えてみましょう。

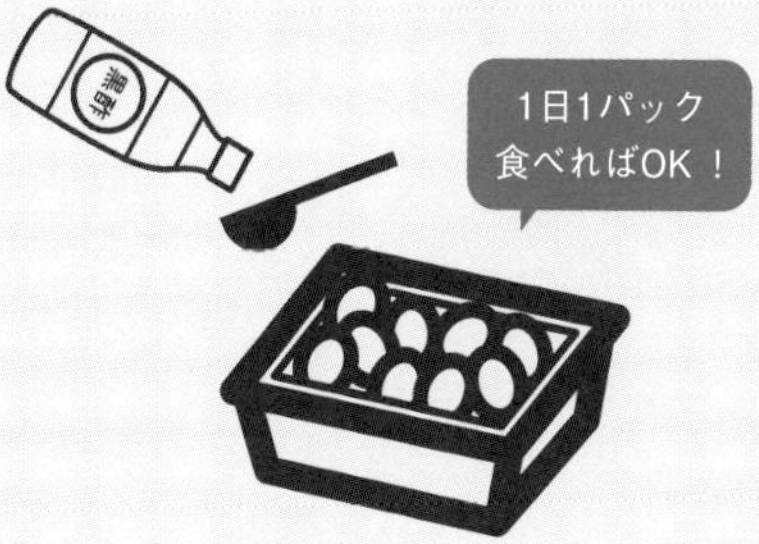
1日1パック
食べればOK!

お酢の効果もとり入れて より強力になった酢納豆

納豆１パックにお酢大さじ1杯を入れてください。よく混ぜて食べれば、納豆独特の臭みが中和され、フワフワに。食事前や飲酒前にこれを1パック食べることをおすすめします。

オサカナスキヤネ

お酢が血流の改善を促し 血液をお掃除

酢酸が血糖値や脂肪に働きかける

お酢も、食後の血糖値の急上昇を抑える食品です。その理由はお酢に含まれる「酢酸」にあります。

酢酸は血糖値の上昇を緩やかにするほか、血圧の上昇を抑制したり、疲労回復を促したりといった優れた働きをする成分。さらには脂肪の合成を抑え、筋肉に働きかけることで脂肪の燃焼まで促してくれます。つまり、血液サラサラを叶えるためには欠かせない食品の1つなのです。

そんな**お酢の健康効果を得るには、食前にとるのが一番。大さじ1のお酢をコップ1杯の水に混ぜて、食事の20分前に飲む**ようにしましょう。原液を飲んでもかまいませんが、胃の粘膜を傷める場合があるので、5～10倍に薄めて飲むほうが安心です。また、歯のエナメル質を溶かさないよう、気になる人は念のためストローを使ってください。

お酢には米酢や黒酢、りんご酢などさまざまな種類がありますが、どんなお酢でも効果は得られるので好みのものを選んでいただいて結構です。ただし、お酢にも糖質が含まれるので、なるべく糖質が低いものを選ぶこと。

私がおすすめしたいのは、黒酢。**発酵後、長期間熟成させた黒酢は、健康効果の高いアミノ酸が豊富**に含まれています。もちろん、血液サラサラ効果も抜群。黒酢は、添加物で熟成を早めたものや砂糖入りもあるので、原材料が国産米のみの1年以上熟成されたものを選ぶとよいでしょう。

血液をサラサラにする酢酸のパワー

お酢の主成分である酢酸は、
血管の健康に欠かせないさまざまな効果を持っています。

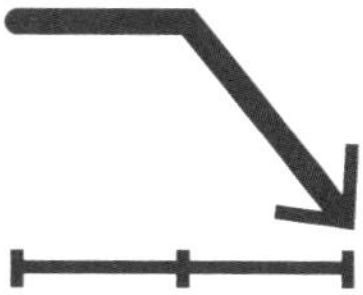

ブドウ糖への分解を遅らせ、食後血糖値の上昇を抑える。

156mmHg
DOWN
139mmHg

血圧上昇に関わるホルモンを抑制し、高めの血圧を下げる。

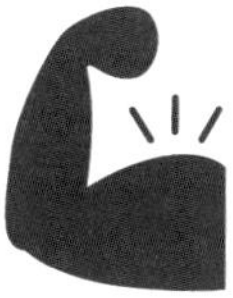

食欲の増進をサポートし、疲労回復にも役立つ。

脂肪の合成を防ぎ、内臓脂肪や中性脂肪を燃焼させる。

血管の健康とサラサラ血液に欠かせない!

健康効果を高めるお酢の飲み方

お酢は少量を毎日継続してとることで、健康効果を発揮します。
胃の粘膜やのどを傷つけないように、水などで薄めて飲むのがベストです。

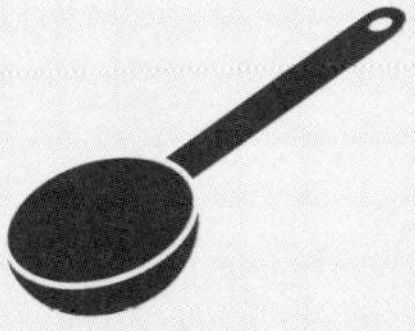

酢　大さじ1

＋

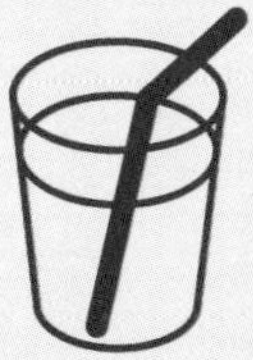

水　コップ1杯

食事の20分前に飲む

- 歯の表面を守るためにストローを使う
- 糖質が少ないお酢を選ぶと◎
- 1年以上熟成させた黒酢がおすすめ

オサカナスキヤネ

中性脂肪を下げ免疫力を上げるきのこ

きのこ特有の健康成分が効果絶大!

現代の食生活で不足しがちな食物繊維。きのこは何といってもこの食物繊維が豊富です。**野菜をはるかに上回る量で、水に溶ける「水溶性食物繊維」と、水に溶けにくい「不溶性食物繊維」の両方がバランスよく含まれている**のが特徴です。つまり、糖の吸収を緩やかにするとともに、腸内環境を整え、便通の改善にも役立つということ。しかも、それだけではなく、余分な塩分の排出を促す「カリウム」や、糖質の代謝を活発にする「ビタミンB群」、さらには免疫力の増強や血糖値、中性脂肪値を下げる作用のある「βグルカン」など、いくつもの優れた成分を豊富に含んでいます。

そんな**きのこのなかでも、今注目を集めているのが「まいたけ」です**。まいたけにしか含まれない「MX-フラクション」という成分があり、**インスリンの効果を高めて血中の糖を減らす働きがある**ことがわかっています。血管・血液の若返りに大変有効な成分なので、継続的に食事にとり入れるとよいでしょう。**特に、糖が多い「ネバネバタイプ」の血液の人におすすめです**。

きのこを調理する際は、成分が流出する恐れがあるので水洗いは避け、汚れは拭きとる程度に。スープなどにして汁ごといただくと、溶け出した成分を余すことなく摂取できます。しいたけ、えのき、なめこ、エリンギなど種類が豊富なので、日替わりで食べると飽きずに続けられます。

血管を強くする、きのこの栄養成分

食物繊維をはじめ、血管の健康に欠かせない多くの栄養成分を含むきのこ類。積極的な摂取が血管の老化を防ぎます。

●きのこの栄養成分

食物繊維	水溶性食物繊維は糖質の吸収を抑え、不溶性食物繊維は腸内環境をサポート。きのこには両方の食物繊維がバランスよく含まれます。
カリウム	人体に欠かせないミネラルの1つ。体内の余分な塩分を排出する働きがあり、血圧を正常に保ちます。
βグルカン	食物繊維の一種で、糖質の吸収をおだやかにし、血糖値やコレステロールの低下を促します。免疫力を高める効果も。
ビタミンB群	ビタミンのなかでも体内の代謝に不可欠な栄養素。糖質の代謝をスムーズにする働きがあります。

「ネバネバタイプ」の血液の人にはまいたけがおすすめ！

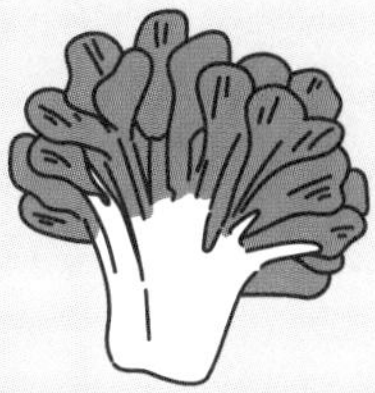

きのこのなかでも、まいたけだけに含まれる成分「MX−フラクション」。インスリンの働きを高め、血糖値を下げる効果があります。

きのこを効果的に食べるコツ

栄養豊富で低カロリーなきのこは、毎日摂取したい食材。栄養成分を逃がさないためにも、知っておきたいポイントを紹介します。

スープにして食べる

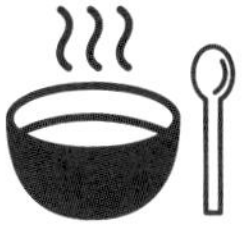

味噌汁やスープの具材にすれば、汁に溶け出た栄養成分を余すことなくいただけます。

汚れは水洗いせず拭きとる

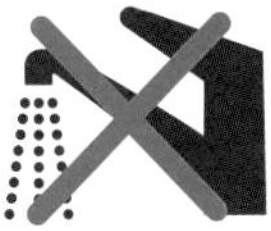

水洗いすると栄養成分が失われる恐れが。汚れはキッチンペーパーで軽く拭きとる程度に。

日替わりで数種類を食べる

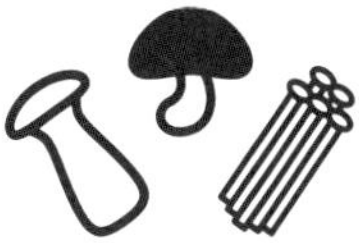

毎日違う種類のきのこを選び、食感や風味の違いを楽しみながら献立にとり入れましょう。

オサカナスキヤネ

数種類の野菜をとって血液サビを防ぐ

糖質が少ない野菜を選んで食べる

ビタミン、ミネラル、食物繊維が豊富で、「ファイトケミカル」と呼ばれる抗酸化物質（P.98）も含む野菜は、血液を若々しく保つために不可欠な食材です。**できるだけ多くの野菜を摂取したいところですが、ただし、どんな野菜でもいいわけではありません。**たくさん食べてもいい野菜と、できれば控えたい野菜の2つがあります。ポイントは、糖質を多く含んでいるかどうかです。

具体的に挙げると、**じゃがいもやさつまいも、里芋などのいも類は糖質が多く、なるべく食べる量を抑えたい野菜**です。次に糖質量が比較的多めなのは根菜類。かぼちゃやにんじん、れんこんなどで、これらも大量にとるのは避けたいところ。

とはいえ、いも類や根菜類に含まれる糖質は、「多糖類」といって、ほかの糖質に比べて消化・吸収に時間がかかります。さらに食物繊維も豊富なので、血糖値が急上昇する心配はさほどありません。その意味では、あまり神経質に減らさなくてもＯＫ。食べすぎないようにするだけで大丈夫です。

一方、**積極的に食べていただきたい葉もの野菜は、糖質が少なくビタミンが豊富。**トマトもおすすめ。トマトに含まれるリコピンは強力な抗酸化力があり、血液中の活性酸素を除去してくれます。ブロッコリーやアスパラガス、キャベツも抗酸化物質が豊富です。できるだけ多くの種類を食べて、多種多様な健康成分を体にとり込みましょう。

数種類の野菜をバランスよく食べると血液が変わる！

食物繊維やビタミンが豊富に含まれている野菜は、健康のためにも毎食摂取したいもの。厚生労働省では、1日あたり350gの野菜を摂取することを推奨しています。

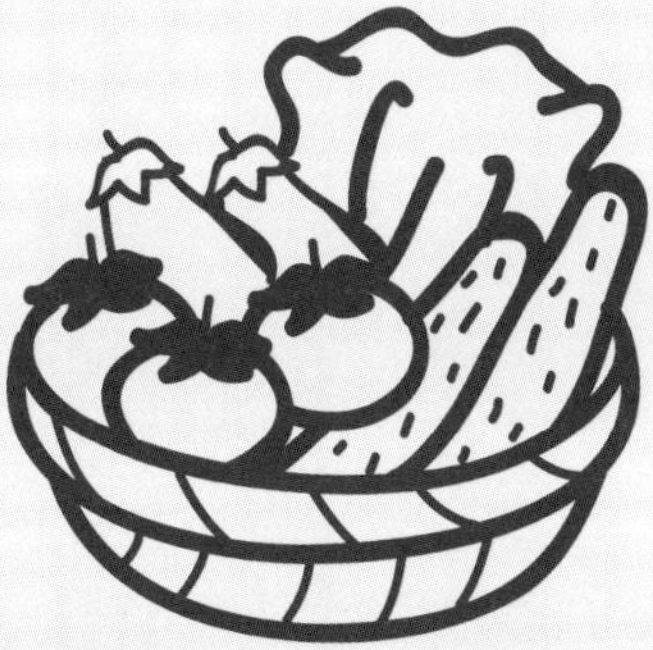

目安量は1日に350g

例えば……

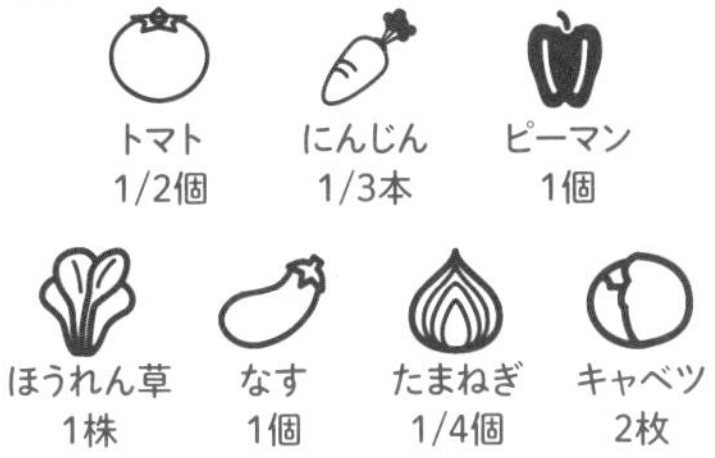
トマト
1/2個
にんじん
1/3本
ピーマン
1個
ほうれん草
1株
なす
1個
たまねぎ
1/4個
キャベツ
2枚

野菜に含まれる糖質に注意する

いも類や根菜類は糖質が豊富。食べすぎは禁物ですが、多糖類なので糖質のなかでは血糖値の上昇は緩やか。極端に減らす必要はありません。

色々な種類の野菜を食べる

同じ野菜ばかりだけでなく、葉もの、実ものといった食べる部位や、野菜の色を意識しながら、多くの種類を組み合わせることが大切です。

ビタミンCの含有量がピカイチ！なブロッコリー

ブロッコリーは野菜のなかでも特にビタミンCやたんぱく質といった栄養成分が豊富。血液をきれいにする効果があるので積極的に食べたい食品です。

抗酸化作用のある
栄養素がたっぷり！

野菜のなかでも栄養価はトップクラス

ブロッコリーに含まれるビタミンCは、悪玉コレステロールの酸化を防ぎ、動脈硬化を予防します。また、βカロテンや食物繊維、カリウムなど、血液の健康に深い関わりのある栄養素が豊富です。

効果的な食べ方

つぼみだけでなく栄養豊富な茎も食べましょう。βカロテンは油と一緒にとると吸収率が上がるので、油で炒めたり、オイルドレッシングをかけてサラダにしたりするのがおすすめ。

オサカナスキヤネ

ねぎを食べて血液の病気を予防

ねぎの刺激臭が血液サラサラに効く！

ねぎ類独特のツンとする刺激臭。このもととなるのが**「硫化アリル」という成分。血小板の凝集を抑えて血栓を予防する作用があります。**ねぎ類全般に含まれていて、にんにく、にら、らっきょうなどにも豊富です。ただし、**硫化アリルは熱に弱く、炒めたり煮たりすると成分が消失する場合があるので、調理の際は注意が必要です。**

硫化アリルには色々な種類があり、長ねぎやたまねぎに含まれる「アリシン」もその1つです。アリシンは強力な殺菌作用を持つことで知られていますが、新陳代謝を高めて血流をよくする効果も期待できます。摂取するには、ちょっとしたコツがあるので覚えておきましょう。

アリシンは、長ねぎやたまねぎのなかでは「アリイン」という成分として存在します。ところが、刻んで細胞が壊れると、「アリナーゼ」という酵素が働いてアリインからアリシンに変化するのです。ですから、**長ねぎもたまねぎも刻んだり、スライスしたりした状態でないと、アリシンは摂取できません。また、揮発性なので長時間置くと成分が飛んでしまいます。水にさらすのも、流出する恐れがあるので避けたほうがよいでしょう。**

ほかにも、たまねぎには「ケルセチン」という抗酸化物質が含まれています。活性酸素を除去して血流を改善するほか、血管の平滑筋に働きかけて血管をしなやかにする効果があります。

ツンとしたにおいのもとが血液をサラサラに導く

硫化アリルを豊富に含むねぎ類

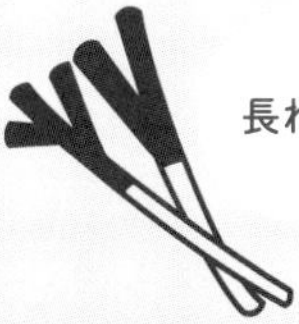

長ねぎ

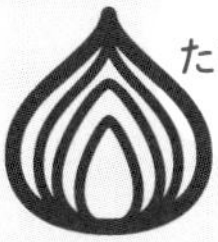

たまねぎ

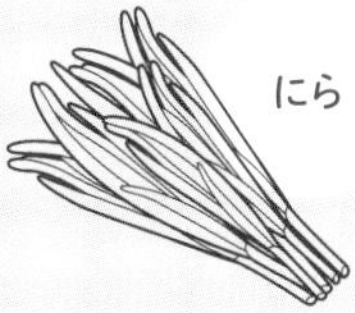

にら

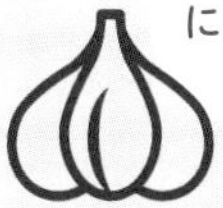

にんにく

硫化アリルに含まれる栄養効果

動脈硬化を防ぐ

硫化アリルの一種アリシンは、血中の悪玉コレステロールの上昇を抑え、動脈硬化を予防してくれます。

血栓を防ぎ血液をサラサラに

血液が固まりやすくなるのを防ぐ作用によって、血栓を予防し、血液をサラサラにする効果があります。

柔軟な血管をつくる

血液がサラサラになって血流がよくなると、血管にかかる負担も低下。柔らかくしなやかな血管を保ちます。

体に効かせる、おすすめのねぎ類の食べ方

アリシンの栄養を壊さないためには、切り方、調理の仕方に注意が必要です。

刻む、スライスする、すりおろす

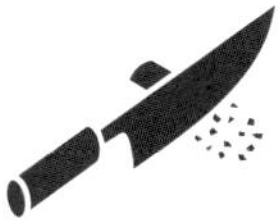

アリシンは細胞を壊すことで発生するため、刻む、スライスする、すりおろすなどして食べると効果的です。

なるべく水にさらさない

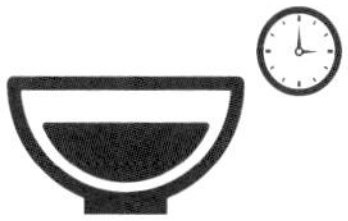

水溶性のアリシンは水にさらすと栄養成分も一緒に溶け出してしまいます。水にさらす場合は、短時間にとどめましょう。

油と一緒に調理する

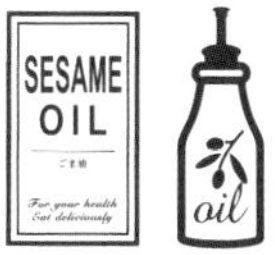

アリシンは熱に弱い性質がありますが、油と一緒に調理すると分解されにくくなります。ビタミンB_1を多く含む食材と合わせると吸収率がアップ。

ま酢」をおいしく続ける方法

そのままはもちろん、アレンジしてもおいしい3種類の万能トマたま酢。
好みの食べ方を見つけて食生活にとり入れてみてください。

そのまま食べる

→つくり方は P.74〜75

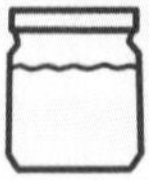

❶すりおろし
万能トマたま酢

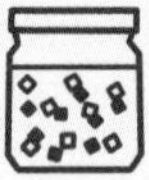

❷粗みじんの
万能トマたま酢

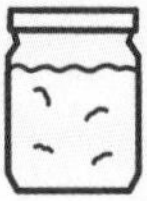

❸トマト缶で
万能トマたま酢

お酢を毎日大さじ1杯摂取すると、中性脂肪の数値が下がることがわかっています。万能トマたま酢を食べてから食事をすると、血糖値の急上昇を防げます。塩分や甘みを足していないので、血管・血液にもやさしいレシピです。❶と❷は1/2量、❸は1/4量で、１日あたりのお酢の摂取目安量である大さじ１杯分になります。

ちょい足しで楽しむ

ちょっと何かを加えてみたり、味変したり、飽きずに楽しめる工夫をしましょう。

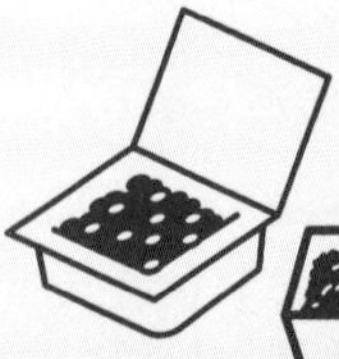

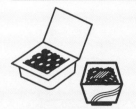

納豆や茶葉に
プラス

P.78で紹介した食べる茶葉や、P.85の酢納豆に使う酢の代わりに。茶葉は削り節を足すと食べやすくなります。

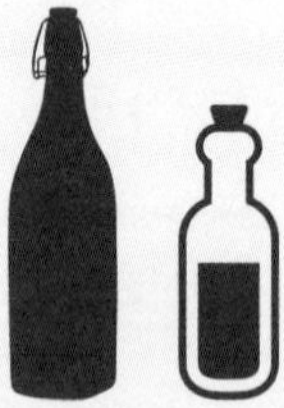

オイルを
プラス

オリーブオイルとの相性は抜群。また、アマニ油やエゴマ油と合わせると、オメガ3も一緒に摂取できます。

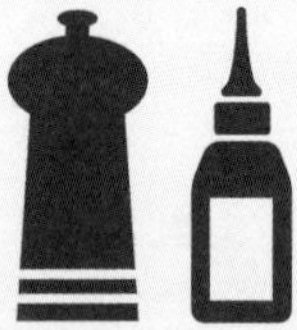

辛みやスパイスを
プラス

味に変化をつければ飽きずに続けやすいです。ラー油、こしょう、粉唐辛子など、好みのものをとり入れて。

アレンジして楽しむ！

「血流爆上がり万能トマた

おすすめアレンジ

その名の通り、さまざまな食品と組み合わせて万能に楽しめます。前頁までに紹介しているオサカナスキヤネの食品と合わせるのもおすすめです。

❶すりおろし万能トマたま酢

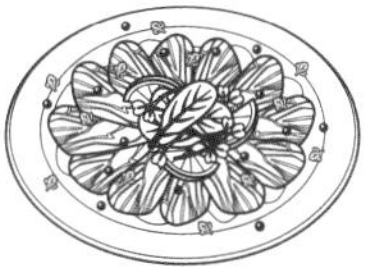

白身魚にかけて
カルパッチョに

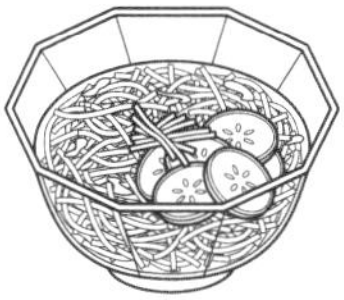

もずくと和えて
もずく酢に

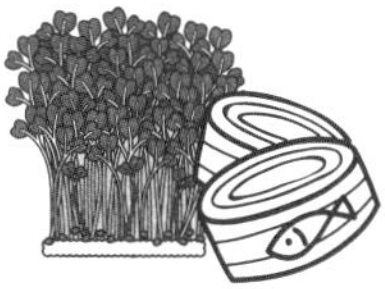

かいわれ大根＋ツナと
合わせて
ピリッと辛いサラダに

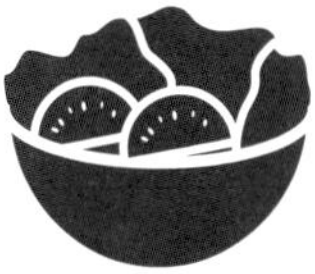

サラダにかけて
ドレッシングに

❷粗みじんの万能トマたま酢

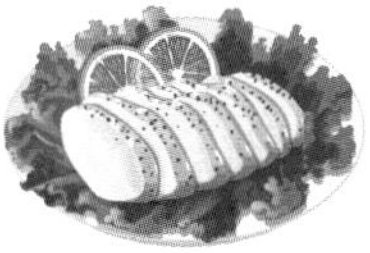

ささみと合わせて
チキンサラダに

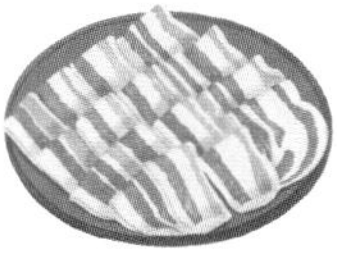

しゃぶしゃぶ肉と合わせて
冷しゃぶサラダに

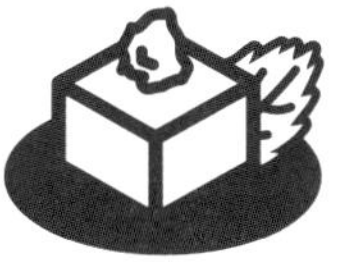

冷奴や、焼いた
厚揚げにかけて

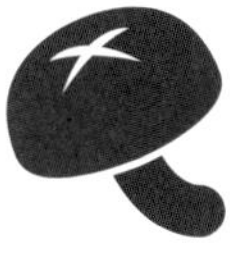

グリルした
しいたけにかけて

❸トマト缶で万能トマたま酢

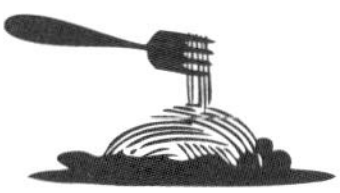

オリーブオイルと
合わせて冷製パスタの
ソースに

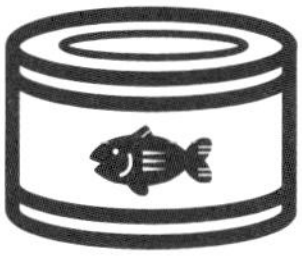

サバ缶と合わせて
イタリアン風に

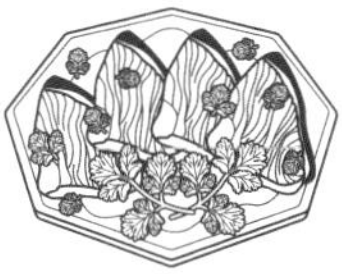

かつおの刺身にかけて

ゆで豚のソースに

たんぱく質を摂取して血液中のアルブミンを増やす

アルブミン不足で全身が衰える!?

「たんぱく質」も、血管・血液の若さを保つために絶対に欠かせない栄養素です。たんぱく質は、筋肉の材料となる栄養素。不足すると筋肉量が減り、基礎代謝が低下して脂肪が燃焼されにくくなります。そうなると、血液中には余った中性脂肪が漂い、血液の流れも滞りがちに。

　ではなぜ、たんぱく質が不足すると筋肉量が減るのでしょうか。それには「アルブミン」という物質が関係しています。アルブミンは血液中に存在するたんぱく質の一種です。血液の中で脂肪酸やカルシウムなどさまざまな物質と結合し、血流にのって体の各所へ、必要な栄養素を運ぶ役割があります。つまり、**アルブミンが十分でなければ必要な栄養素が届かず、筋肉もつくられないというわけです。筋肉だけでなく、髪の毛や皮膚、血管も同じこと。アルブミンが足りていないと、肌や髪の毛につやがなくなり、血管の弾力性も失われていきます**。

　アルブミンが足りているかは、血液検査でわかります。厚生労働省が定めた基準値は3・8～5・3g／dL。**理想は少し高めに、4・5g／dLを目指しましょう。理想値に近づくには動物性たんぱく質をとることが大切**。肉や魚はもちろん、卵もおすすめ。卵はコレステロール値を上げると思っている人も多いと思いますが、それは誤解。むしろ効率的にアルブミンを摂取できる優秀な食材です。

アルブミン値が高いほど若々しい証拠

たんぱく質が足りているかどうかは、血液検査のアルブミン値で確認できます。
若々しく健康であるためには欠かせない成分なので必ず数値をチェックしましょう。

●アルブミン値と体の状態の関係

アルブミンの値（g/dL）	体の症状
～3.6	体の機能が衰弱する
～4.1	新型栄養失調
～4.4	筋肉が増え始める
～4.6	肌がつやつやになる
～4.7	髪が元気になる
～4.8	爪がきれいになる
～5.0	表情がいきいきとする
5.0～	理想

血管、筋肉、髪、皮膚など人間の体を構成する脂肪酸やカルシウムを運搬する役割をしているアルブミンは、4.5g/dL以上を目指しましょう。

たんぱく質の1日の摂取目安量

体重1kg あたり約1g。体重60kg の人であれば60g

肉は100gにつき約20g、卵は1個につき約12gのたんぱく質をとることができます。

肉でとるのが効率的

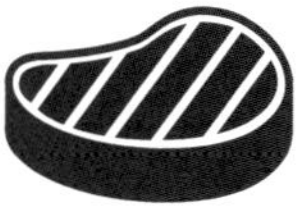

肉は最も効率的にアルブミン値を上げることができます。牛なら赤身、豚ならヒレ、鶏ならむね肉かささみを選ぶのがおすすめ。

サバ缶や大豆缶の活用を

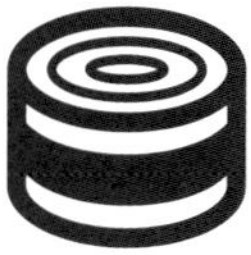

サバ缶や鮭缶など魚の缶詰は優秀です。また、大豆も植物性たんぱく質が豊富なので、豆腐や納豆、大豆缶などを活用してください。

卵は栄養バランスも優秀

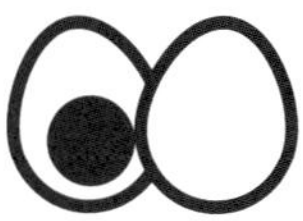

アルブミン値が低い方に、卵を1日2～3個食べることを推奨しています。卵には悪玉コレステロールを減らす働きがあることもわかっています。

血液にいいことずくめの抗酸化食材

植物がつくり出した「ファイトケミカル」

体内で過剰に発生した活性酸素が血管や血液に悪影響を及ぼすことは、すでにお話しした通りです（P.58）。ここでは、その**活性酸素を除去してくれる「抗酸化食材」**について紹介しましょう。

「ファイトケミカル」という言葉をご存知でしょうか。**ファイトケミカルとは、植物が紫外線や虫・鳥といった外敵から身を守るためにつくり出した成分**のこと。この成分にはさまざまな効能が秘められていて、その1つが強力な抗酸化作用です。つまり抗酸化食材というのは、ファイトケミカルを含む植物＝野菜や果物のことなのです。

主に野菜や果物に多く含まれていますが、魚介の「アスタキサンチン」、タコやイカの「タウリン」、きのこの「βグルカン」もファイトケミカル。**血液サラサラ効果があるファイトケミカルには、そばの「ルチン」、ゴマの「セサミン」、ぶどうの「アントシアニン」**などもあり、挙げればきりがないほど種類豊富。しかも身近な食材に含まれているので、気軽に摂取できるという点もファイトケミカルの魅力です。ちなみに、**野菜や果物の色、香り、苦みの成分こそがファイトケミカル。色が濃く、強い香り、苦みがあるもののほうがファイトケミカルを豊富に含んでいます**。また、健康効果も抗酸化作用だけでなく、抗菌作用や抗アレルギー作用、免疫を高める作用などがあり、私たちの体にいいことずくめの栄養素なのです。

第7の栄養素ファイトケミカル

植物たちがつくり出す特別な成分ファイトケミカル。免疫を高める力や抗酸化作用に優れ、5大栄養素や食物繊維にも引けをとらない重要な機能性成分です。

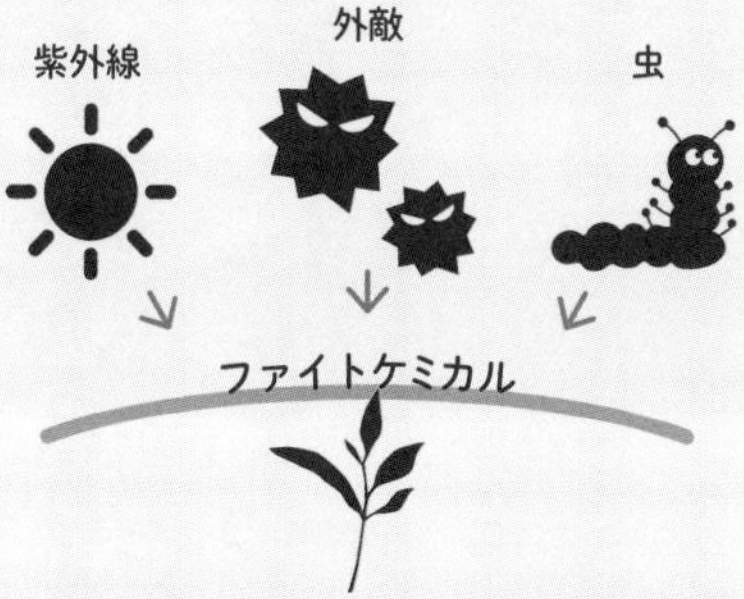

ファイトケミカルとは

紫外線や虫などの外敵から身を守るために、主に植物に備わっている天然の成分。強い抗酸化力を持ち、体にたまった活性酸素を体外へ排出するのを助けてくれます。色味や香り、辛み、渋みが強い食材ほど、ファイトケミカルが豊富に含まれています。

色味、香り、苦み、渋みが
強い食材に豊富に含まれます

活性酸素を減らす抗酸化食材

ファイトケミカルの種類は、現在特定されているだけでも数千種類以上。
カラフルな色や強い香り、独特の苦みや渋みを感じるものを目安に、
多くの食材を組み合わせてとりましょう。

なす（アントシアニン、クロロゲン酸）

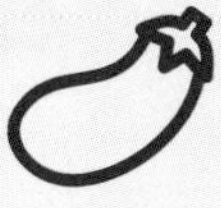

赤ワイン（アントシアニン）

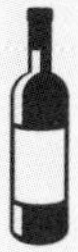

ゴマ（セサミン）

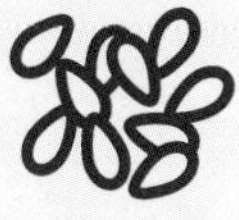

トマト（リコピン）

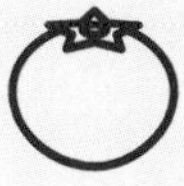

さけ（アスタキサンチン）

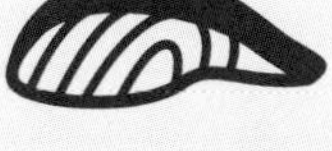

ほうれん草（ルテイン）

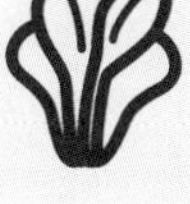

タコ（タウリン）

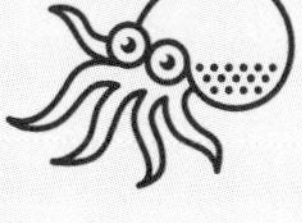

レモン（リモネン）

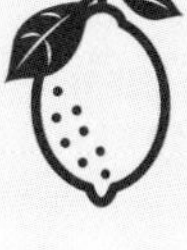

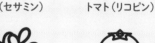

血管にいい脂質「オメガ3」を積極的にとろう

体によい脂質と悪い脂質がある

脂質は、たんぱく質、炭水化物と並んでエネルギー源として働く3大栄養素の1つです。脂質は「太る」というイメージがありますが、効率のよいエネルギーであり、細胞膜やホルモンの材料にもなるため、決しておろそかにしてはいけない栄養素です。ただし、**控えたい脂質と積極的にとりたい脂質の2種類がある**ので知っておきましょう。

脂質には大きく分けて「飽和脂肪酸」と「不飽和脂肪酸」があります。飽和脂肪酸は常温で固まる油で、肉の脂身やバター、生クリーム、パーム油などに含まれています。エネルギー源としては効率的ですが、とりすぎるとコレステロール値が高くなり脂質異常や肥満を招くので、なるべく控えるのが理想。とはいえ、極端に不足すると血管がもろくなるのでバランスが大切です。

一方、**不飽和脂肪酸の多くは液体で、動脈硬化や血栓を予防し、血液をサラサラにする効果があります**。不飽和脂肪酸は「一価不飽和脂肪酸」と「多価不飽和脂肪酸」にさらに分かれ、前者の代表的な食品にはオリーブオイルがあります。後者はオメガ3とオメガ6があり、青魚の脂やアマニ油、エゴマ油はオメガ3、ごま油やコーン油はオメガ6に属します。いずれにしても、不飽和脂肪酸は飽和脂肪酸より多く摂取したい脂質。**特にオメガ3は血液サラサラ効果が高く、体内でつくれない必須脂肪酸**なので積極的に摂取しましょう。

体にいい油を適量とれば血液サラサラに

脂肪酸

不飽和脂肪酸

化学処理 →

＼避けたい油／

トランス脂肪酸

とりすぎると動脈硬化を引き起こす要因に。マーガリンやショートニング（市販の焼き菓子やパンなどに使われている）などに含まれますが、その含有量は近年減少傾向にあります。

多価不飽和脂肪酸

一価不飽和脂肪酸

オメガ3系

抗炎症作用があり、積極的にとりたい油。血中の脂肪やLDLコレステロール値を下げ、血液をサラサラにする作用があります。

・青魚に含まれる油（DHA、EPA）・アマニ油
・エゴマ油 ・ナッツ など

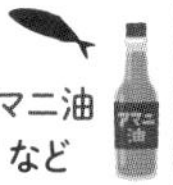

オメガ6系

LDLコレステロールを減らす働きがあります。ただ、とりすぎるとHDLコレステロールも減らしてしまうので、摂取量には注意。

・コーン油 ・ごま油
・大豆油 ・ひまわり油
など

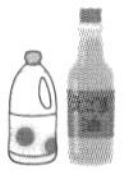

オメガ9系

増えすぎたLDLコレステロールを減らしてくれる脂肪酸。酸化しにくく加熱に強いという特徴があります。

・オリーブオイル ・菜種油
・米油
など

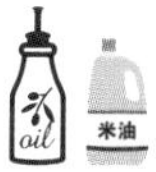

必須脂肪酸であるオメガ3とオメガ6は体内では生成できないため、食事から摂取する必要があります。

普段の生活にとり入れたい油

いい油には中性脂肪を減らしたり、血糖値の上昇を緩やかにしたりする働きがあります。普段使っている油を変えるだけで、体に嬉しい効果が期待できます。

アマニ油、エゴマ油

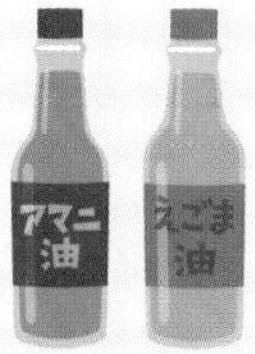

DHA、EPAの健康効果はすでに触れましたが（P.80）、青魚が食べられないときは、エゴマ油やアマニ油などのオメガ3の油を摂取するとよいでしょう。

オリーブオイル

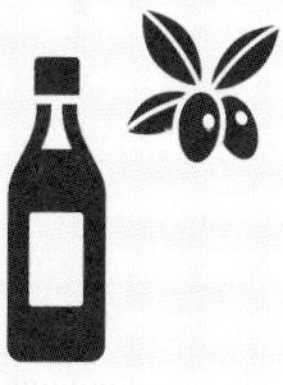

主成分であるオレイン酸が糖の吸収を緩やかにします。また、大腸を刺激して便を出しやすくする作用もあり、腸内環境を整えてくれます。

血管が若返る！ 食前に高カカオチョコレート

カカオポリフェノールで血管が若返る

血液を汚す原因の1つが糖。ですから当然、甘いお菓子は避けたい食品になります。ところが、**1つだけ食べてもいいスイーツがあります。それが、高カカオチョコレート**です。

チョコレートの原料のカカオには、「カカオポリフェノール」という優れた抗酸化作用を持つ成分が含まれており、血管をしなやかにし動脈硬化を予防する効果があります。さらに、歯茎の炎症を抑えて歯周病を改善したり、脳の酸化を防いで認知症を予防したりといった効果も期待できます。

また、血糖コントロールにも役立ちます。カカオポリフェノールは血糖値を下げるインスリンの働きをよくすることがわかっています。加えて、カカオに豊富に含まれる食物繊維には糖の吸収を緩やかにする作用があり、相乗効果で血糖値の急激な上昇を抑え込んでくれるのです。

これらの効果は、普通のチョコレートではなく、**カカオ含有量が70％以上の高カカオチョコレートでなければ得られません。なぜなら、高カカオチョコレートには赤ワインの約5倍ものポリフェノールが含まれている**からです。

ちなみに、チョコレートを食べると「セロトニン」という、心を落ち着かせる神経伝達物質の分泌が促されるといわれています。ストレスでイライラしたときなど、一かけらの高カカオチョコレートで気分転換を図ってみてはいかがでしょうか。

5g ×5回でポリフェノールを上手に摂取

1日の摂取目安量は25ｇ。ポリフェノールは体内にためておくことができないので、5回に分けて、1回5g程度を食べるのがベスト。

少しずつ食べることで、血糖値の乱降下も防止できます。

\\\\ カカオ含有量70%以上のチョコレートを食べる //

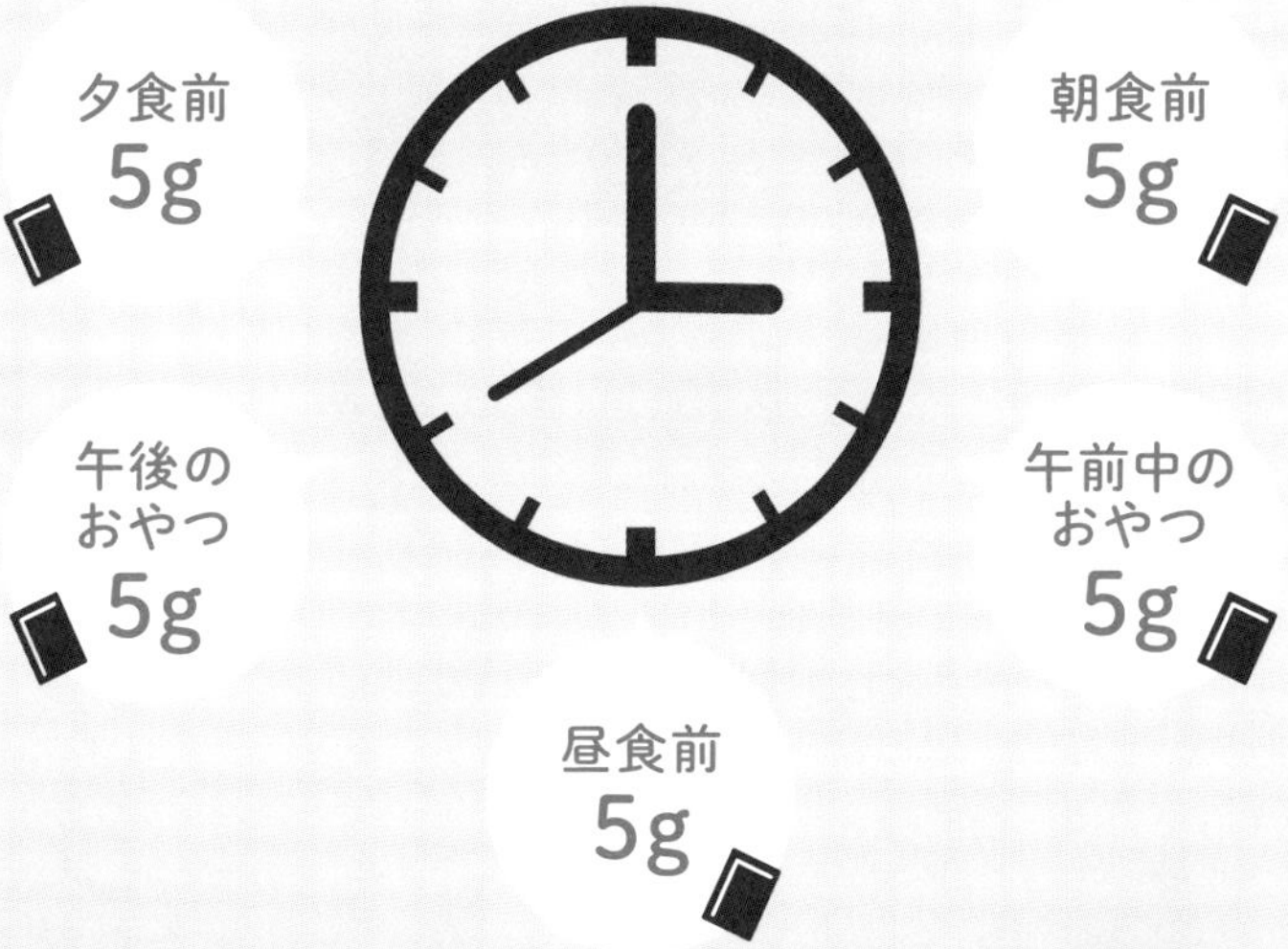
朝食前
5g
午前中の
おやつ
5g
昼食前
5g
午後の
おやつ
5g
夕食前
5g

**5gずつ5回に分けて
1日25g食べるのがおすすめ**

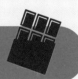

カカオのテオブロミンという成分は脳内物質のセロトニンに働きかけてリラックス効果をもたらすといわれています。チョコレートを食べるとホッとするのはそのせいです。

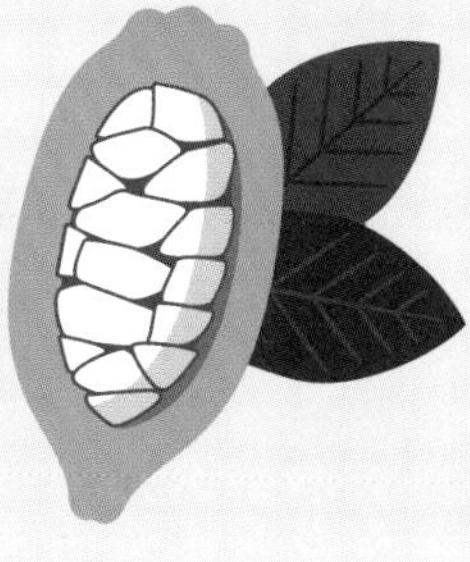

カカオポリフェノールやカカオの効果

- 活性酸素を除去する抗酸化作用がある。
- 血糖値の急激な上昇を抑える。
- 食物繊維が豊富で、
  糖の吸収速度を緩やかに。
- 血流改善作用がある。

一見ヘルシーなフルーツも食べすぎは血液をザラザラに

フルーツの糖質は吸収スピードが速い

果物は「ヘルシーな食べもの」と思われがちですが、一概にそうとはいえません。甘くておいしい果物には、もちろん、糖質がたっぷり含まれています。果物に含まれている糖質を「果糖」といいます。糖質は「単糖類」「少糖類」「多糖類」の3つに分類されます。果糖が属するのは単糖類。単糖は最小単位で、単糖が2～10個結合すると少糖類、それ以上結合すると多糖類になります。糖質は最小単位の単糖まで分解されてから体に吸収されるので、分子の数が多い多糖類は吸収速度が遅く、反対に単糖類の吸収速度は速くなります。つまり、**果物の糖質である果糖は、体に急速に吸収されて中性脂肪の材料となるため、血液をザラザラにしてしまう**のです。

しかし、果物を食べてもすぐに血糖値は上がりません。なぜなら血糖値は果糖ではなくブドウ糖の血中濃度だからです。ただし、果糖も肝臓でブドウ糖に変換され、ほとんどが肝臓で代謝されてダイレクトに中性脂肪に変わります。中性脂肪が増えれば、さらに脂肪肝へと進行してしまいます。

そうはいっても、**旬の果物はビタミンや食物繊維が豊富で多くの栄養素が含まれているため、適量なら健康効果も期待**できます。食べるなら朝がおすすめ。1日の活動前にとると、糖が消費されやすくなります。また、なるべく糖質の低い果物を選ぶことも心がけてください。

吸収されやすく中性脂肪増加の原因にもなる果糖

果物の糖質である果糖は、簡単に吸収され、中性脂肪を増やす原因にもなります。果物を食べるときは糖質が少ないものを選ぶようにするとよいでしょう。

糖質
- **単糖類**　果物、ハチミツに含まれるブドウ糖や果糖など（果物はこれ！）
- **少糖類**　砂糖に含まれるショ糖、牛乳に含まれる乳糖、オリゴ糖など
- **多糖類**　いも類、穀類に含まれるでんぷんなど

代表的な果物の糖質量（100gあたり）

多 ← 糖質 → 少

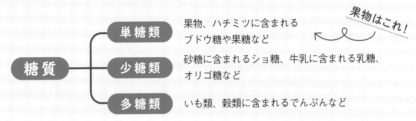

バナナ21.4g	さくらんぼ14g	なし10.4g	グレープフルーツ9g
ぶどう15.2g	みかん11g	メロン9.9g	もも8.9g
りんご14.1g	キウイ10.8g	すいか9.2g	いちご7.1g

※文部科学省「日本食品標準成分表（八訂）増補2023年」をもとに作成

フルーツを食べるなら活動的な時間を迎える前の朝食に。
夕食後や就寝前のフルーツは血液ドロドロの原因に！

多くの清涼飲料水にも果糖が含まれている

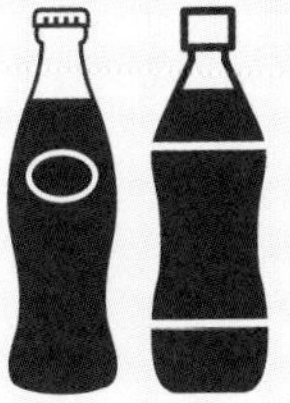

清涼飲料水やスポーツドリンクの原材料表示に「果糖ブドウ糖液糖」という成分を見たことがありませんか？これは、でんぷんを原料としてつくった、果糖とブドウ糖を混合した異性化糖という甘味料の1つ。飲みすぎると糖質過多になります。

COLUMN

血糖値スパイクを引き起こさない血管・血液にやさしい食べ方

血管・血液にやさしい食べ順は、はじめに食物繊維が豊富な野菜からとる「ベジファースト」がおすすめです。食物繊維は消化・吸収に時間がかかるので、その後にとる糖質の吸収もゆっくりになり、血糖値の急上昇・急下降＝血糖値スパイクを防ぐことができます。**食べ始めは野菜や海藻のおかず**を一品用意しておくとよいでしょう。**次に食べるのは肉や魚、卵といったたんぱく質**。筋肉をつくる重要な栄養素なので、満腹になる前に必要量をしっかりとるようにします。主食となる**糖質は最後にして、その前に味噌汁やスープなどである程度お腹を満たしておく**と糖質のとりすぎを防げます。とはいえ、糖質も体のエネルギー源です。量は少なめでいいですが、ゼロにせず食べるようにしてください。また、**早食いは厳禁**。短時間で多くの糖質が胃腸へ送られ、急激に血糖値が上がってしまいます。**よく噛んでゆっくり食べる**習慣を身につけましょう。また、**食前に「血流爆上がり万能トマたま酢」（P.72）を食べておく**ことも忘れずに。コップ１杯の濃い緑茶や、一かけらの高カカオチョコレートを代わりに食べるのも効果的です。

第4章

1分からできるプラス習慣で血管と血液が健康に！

血管・血液も磨く
歯磨き&舌磨き

血管・血液の老化の原因である歯周病菌を増やさないために、
毎日のセルフケアは重要。正しく歯と舌を磨きましょう。

正しい歯の磨き方

目安は歯1～2本ごとに20回以上！ブラシを小刻みに動かしながら磨きます。

歯ブラシのあて方

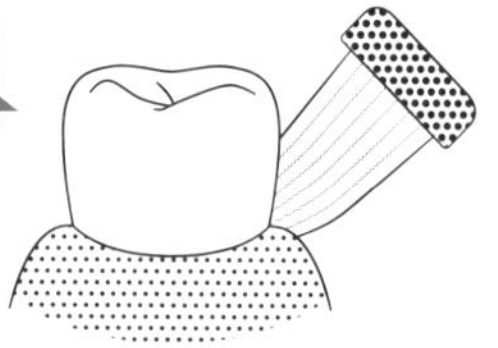
小刻みにブラッシングする。

歯と歯茎の境目は、毛先を斜め45度に傾けてあてます。

歯ブラシの持ち方

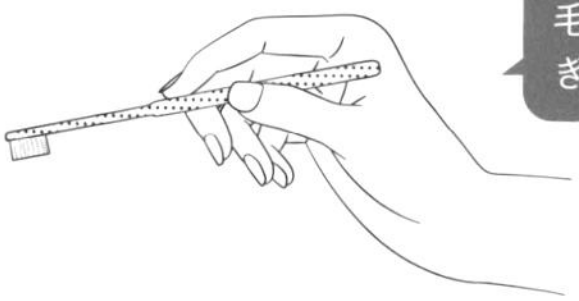
毛先が広がりすぎないように。

鉛筆と同じ「ペングリップ」で持ち、力は入れず軽く握ります。

磨きにくいところの磨き方のコツ

磨き残しがないよう、歯ブラシが届きにくいところも丁寧に。

前歯と奥歯の外側

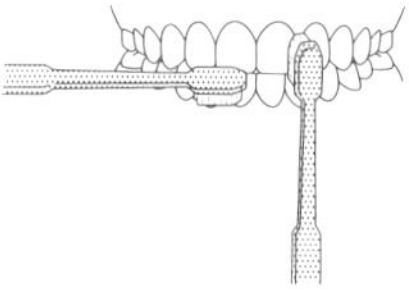

歯と歯茎の境目を磨きます。側面などは歯ブラシを縦にすると磨きやすいです。

前歯の内側

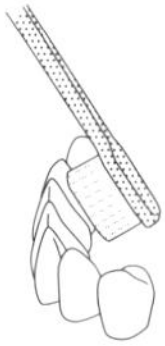

歯ブラシを縦にして、歯の表面と、歯と歯の境目を磨きます。

奥歯の内側

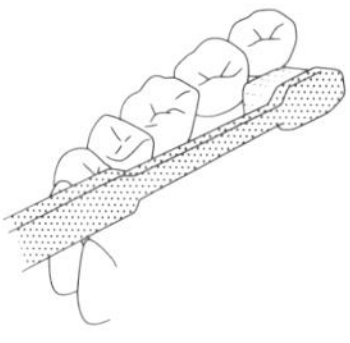

一番奥の歯を磨く際は、ブラシの先端部分をあてて細かく動かします。

噛み合わせ面

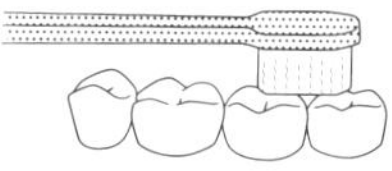

毛先を歯のくぼみに垂直にあてて磨きます。

正しい舌の磨き方

舌磨きを行うと歯周病だけでなく口臭も予防できます。

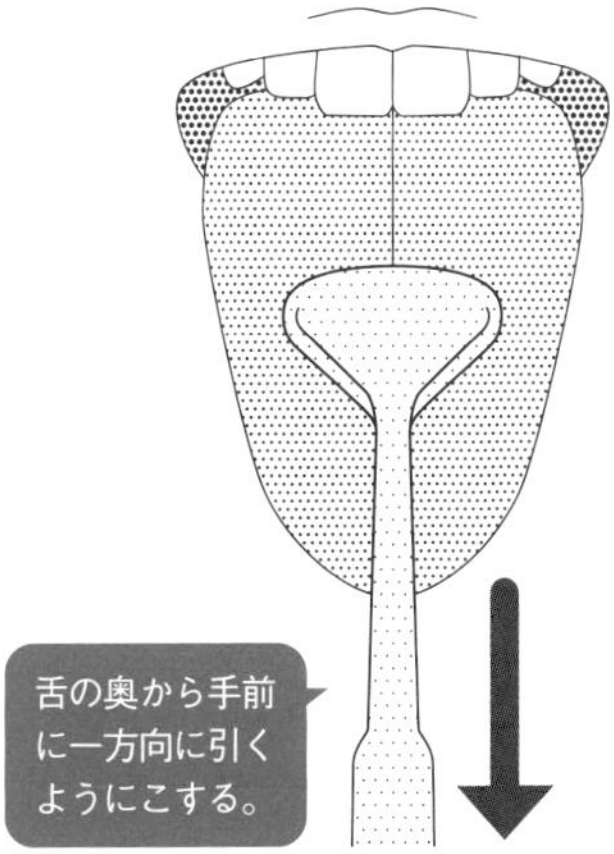

舌磨きのポイント

①
起床後の習慣にする

②
舌を思いきり前に出す

③
必ず奥から手前に磨く

④
鏡を見ながら行う

舌苔のついている場所を確認しながら行う。

舌はとてもデリケート。**歯ブラシでごしごしこするのは絶対にNG！**
やりすぎると舌を傷つけるので**1日1回**にとどめてください。

専用の舌ブラシを選びましょう

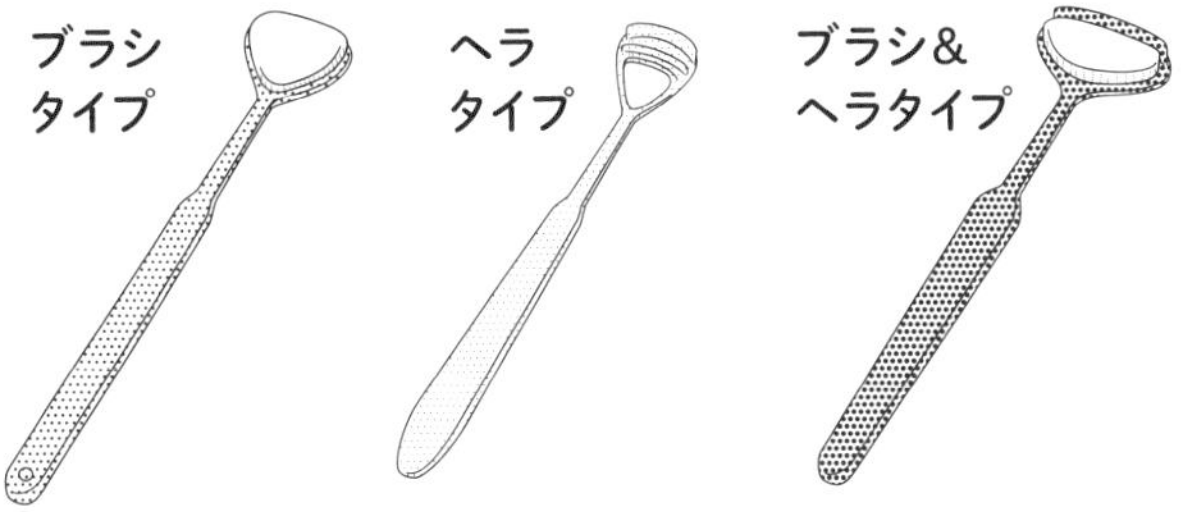

舌ブラシは自分に合うタイプを使う

市販の舌ブラシには、ブラシタイプ、ヘラタイプなどさまざまなものがあります。自分が使っていて心地いいと感じるものを選ぶとよいでしょう。

POINT

歯も舌も磨き方は大切ですが、実は重要なのは磨くタイミング。歯周病菌が最も増えるのは就寝中。起床直後と就寝直前にしっかり磨き、食事の後は軽めでもOK。

NOを産生する重炭酸温浴で血管・血液が劇的に変わる!

血管も血液も健康になる入浴法

大分県竹田市にある長湯温泉は日本有数の重炭酸泉で、湯治を目的に訪れる人が数多くいます。実際、湯に浸かってみると体の芯まで温まり、じわじわとした温かさと体が軽くなったような心地よさが驚くほど長続きします。この効果こそが、重炭酸によるもの。では、どのような仕組みで体によい作用がもたらされるのでしょうか。

体にいい一番の理由は、NO（一酸化窒素）にあります。長湯温泉のお湯の中には、濃度の高い炭酸水素イオン（重炭酸イオン）が存在します。お湯に浸かると、それが皮膚から血管に浸透して血管内皮に働きかけます。すると「一酸化窒素合成酵素」という酵素が分泌され、NOの産生がグンと高まるのです。**NOは血管壁にある平滑筋を緩め、血管を拡張させる働きを持つ物質。つまり、血管が柔軟になり、血流が改善される**のです。そのため体の内側から温まり、疲労回復にも効果はてきめん。この**重炭酸温浴を続ければ、高血圧や動脈硬化などの改善にも効果が期待できます**。

でも実は、長湯温泉まで行かなくても自宅で手軽に重炭酸温浴は楽しめます。重炭酸泉を再現した市販のタブレット入浴剤があるからです。長湯温泉の低めの湯温に合わせて、このタブレットを使って40℃以下のぬるめの湯にゆっくり浸かりましょう。習慣にすると徐々に体温が上がり、免疫力や睡眠の質まで高めることができます。

重炭酸温浴のすごい健康効果

継続すると最高血圧の数値が改善

重炭酸泉家庭入浴継続による最高血圧の変化

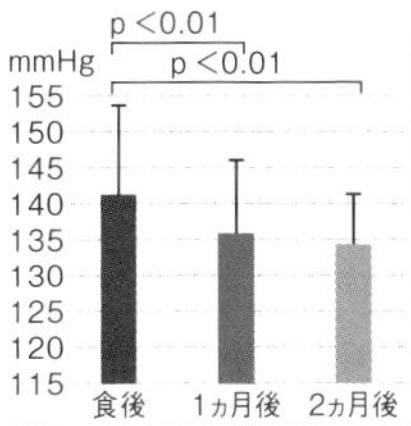

実際に、市販の重炭酸泉タブレットを使った入浴を継続した人の血圧が、明らかに変化しました。

出典：一般社団法人重炭酸温浴NO療法普及協会医学博士・奴久妻智代子先生のデータをもとに作成

NOが平滑筋に作用して血管を広げる

炭酸水素イオンが体内に浸透するとNOが産生されます。NOが平滑筋を弛緩させ、血管が広がるので全身の血流がアップします。

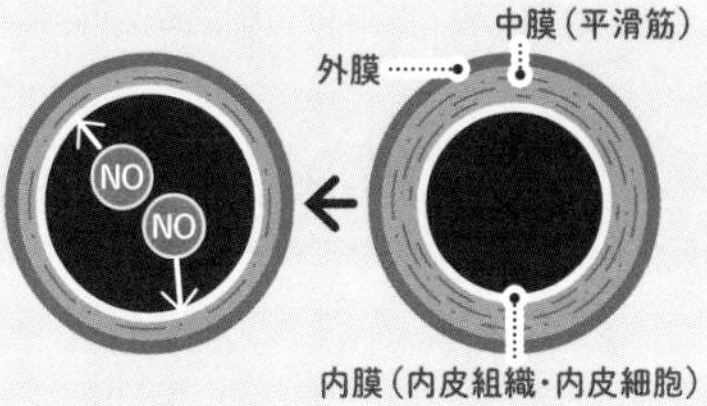

ストレスによる不調が改善へ

ストレスは自律神経の働きを乱し、不調や慢性疲労を誘発。重炭酸温浴で血流がよくなると胃痛や頭痛、睡眠の質なども改善されます。

脳の毛細血管をよみがえらせる

重炭酸温浴は、全身に血流を運ぶ毛細血管を活性化。血流がいいと脳にも酸素やエネルギーが行き渡り、認知症などの予防にもなります。

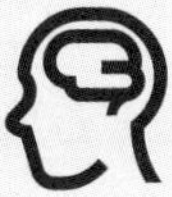

理想の重炭酸温浴のやり方

湯温は40℃以下

湯温が高すぎると体に負荷がかかるため、40℃以下に浸かりましょう。最初はぬるいと感じるかもしれませんが、ゆっくりじっくり浸かることで血流がよくなり、体温が上昇します。

15～30分浸かる

NOの産生量を増やすには、15分以上ゆっくり浸かりましょう。できれば40℃以下の湯に、30分たっぷり全身浴が理想です。汗をかくので、水分補給をしながら入浴してください。

頭を休めながら入浴する

長時間の入浴となると、読書をしたりスマートフォンで動画を観たりしてしまいがち。血流効果をアップさせるためにはこれらをがまんし、頭を休めてリラックスすることがとても大切です。

血管を労《いたわ》り、血液をきれいにする 入浴中の簡単マッサージ

血流改善には入浴中のマッサージもとても効果的です。
まずはじっくり体を温め、全身がリラックスしたら、
「第2の心臓」であるふくらはぎからスタートしてください。

ふくらはぎ～太もも マッサージ

両手で足を包み込み、
下から上に軽く圧迫しながら、
ふくらはぎから
太ももまでを1～2分さする。

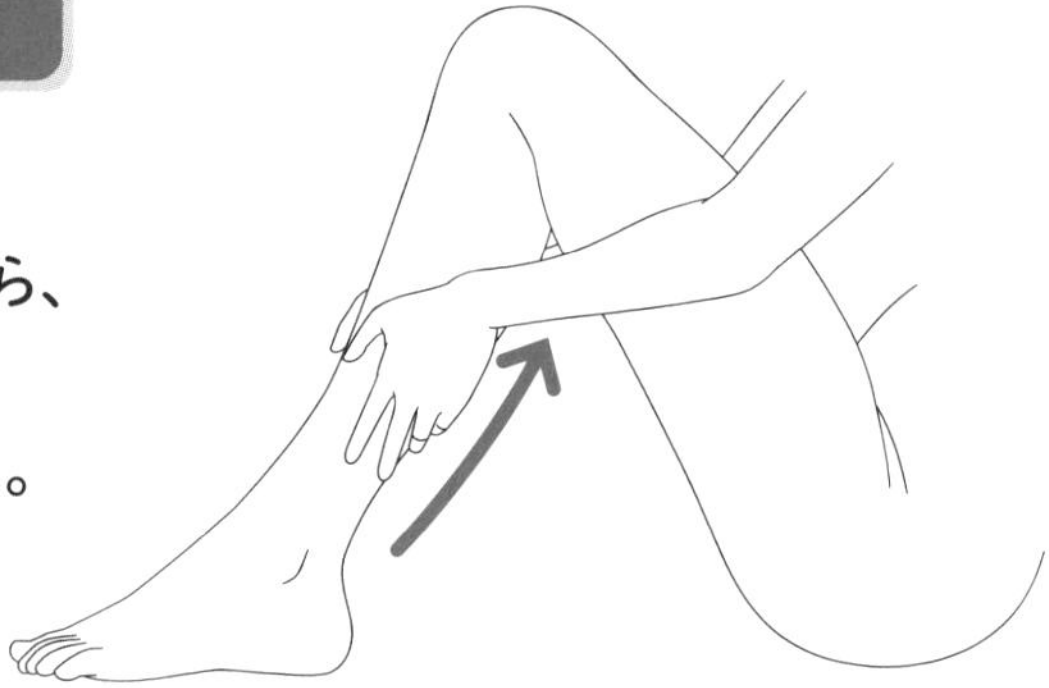

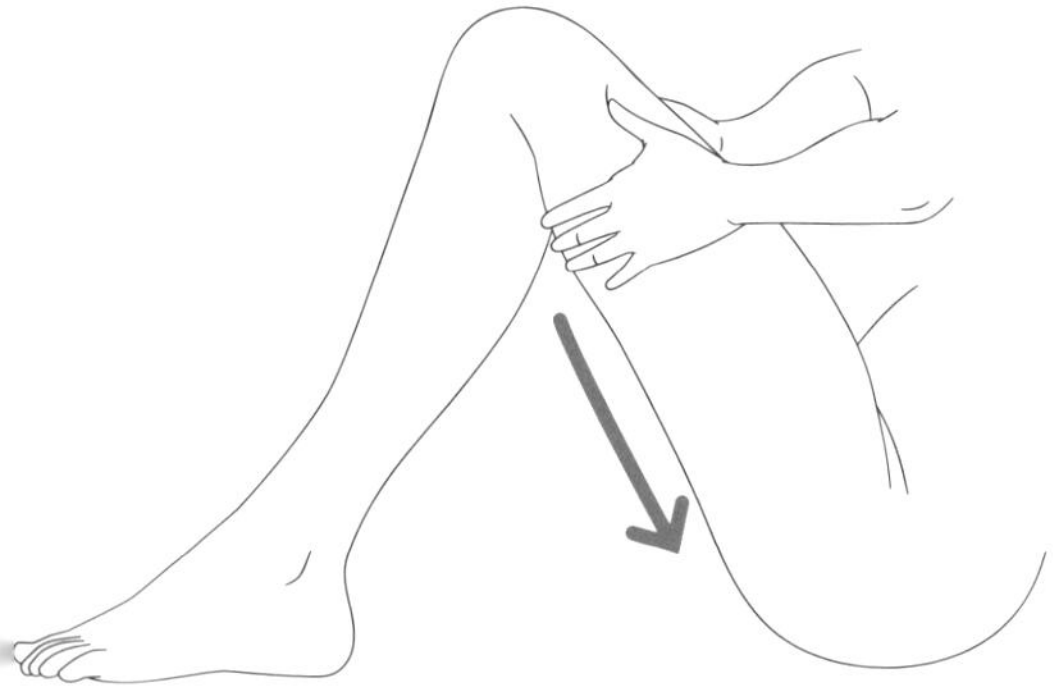

POINT

- 必ず下から上に向かってッサージする。
- 手のひらと指で足を包み、痛くない程度に圧をかける。
- こすりすぎて皮膚を傷つけないように注意する。

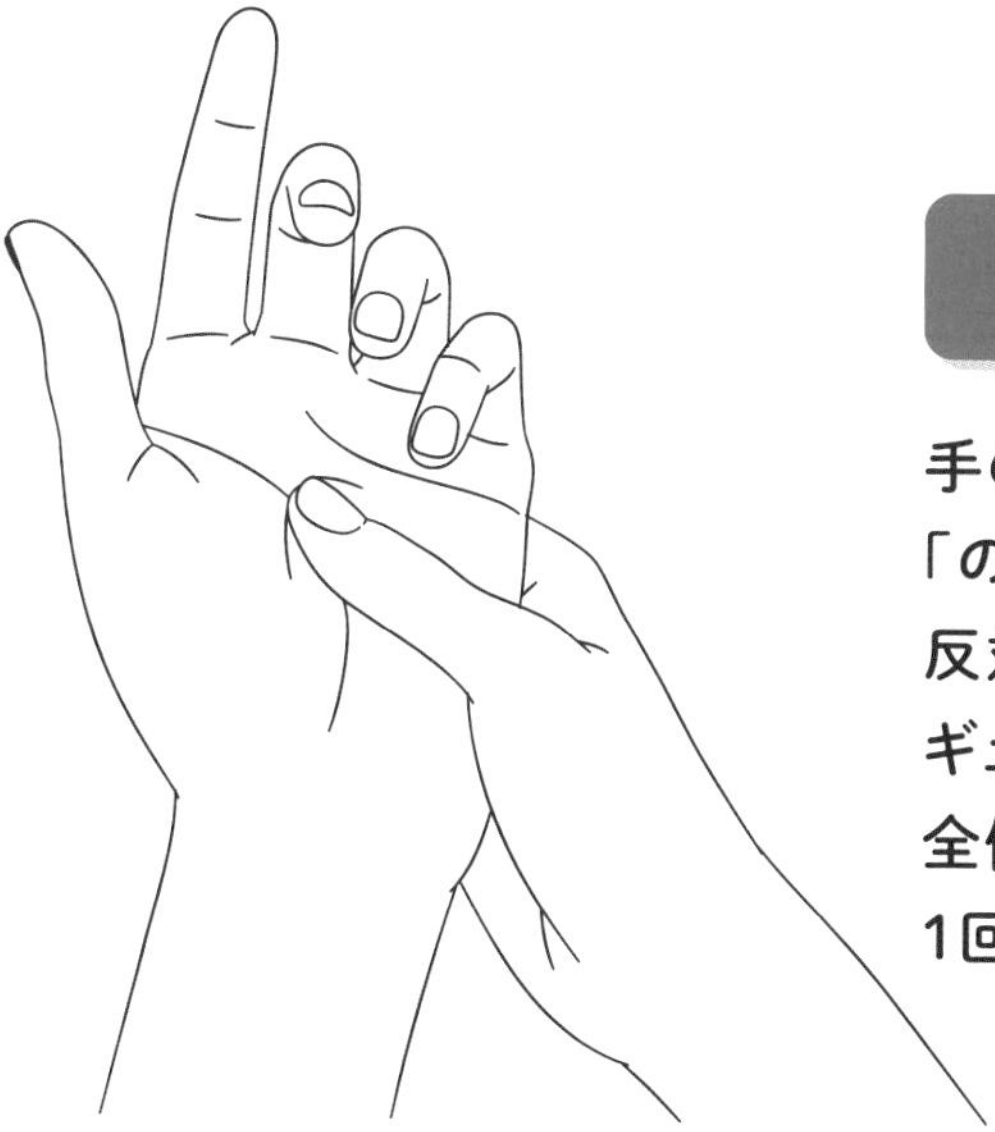

手のひらもみ

手のひらの中心から
「の」の字を描くように
反対の手の親指で
ギュッギュッと圧をかけながら、
全体的にもみほぐす。
1回2〜3周が目安。

爪もみ

反対の手の親指と
人差し指で爪の生え際を、
痛気持ちいいくらいの
力でギュ〜ッと
押すようにもむ。
各指10〜20秒が
目安。

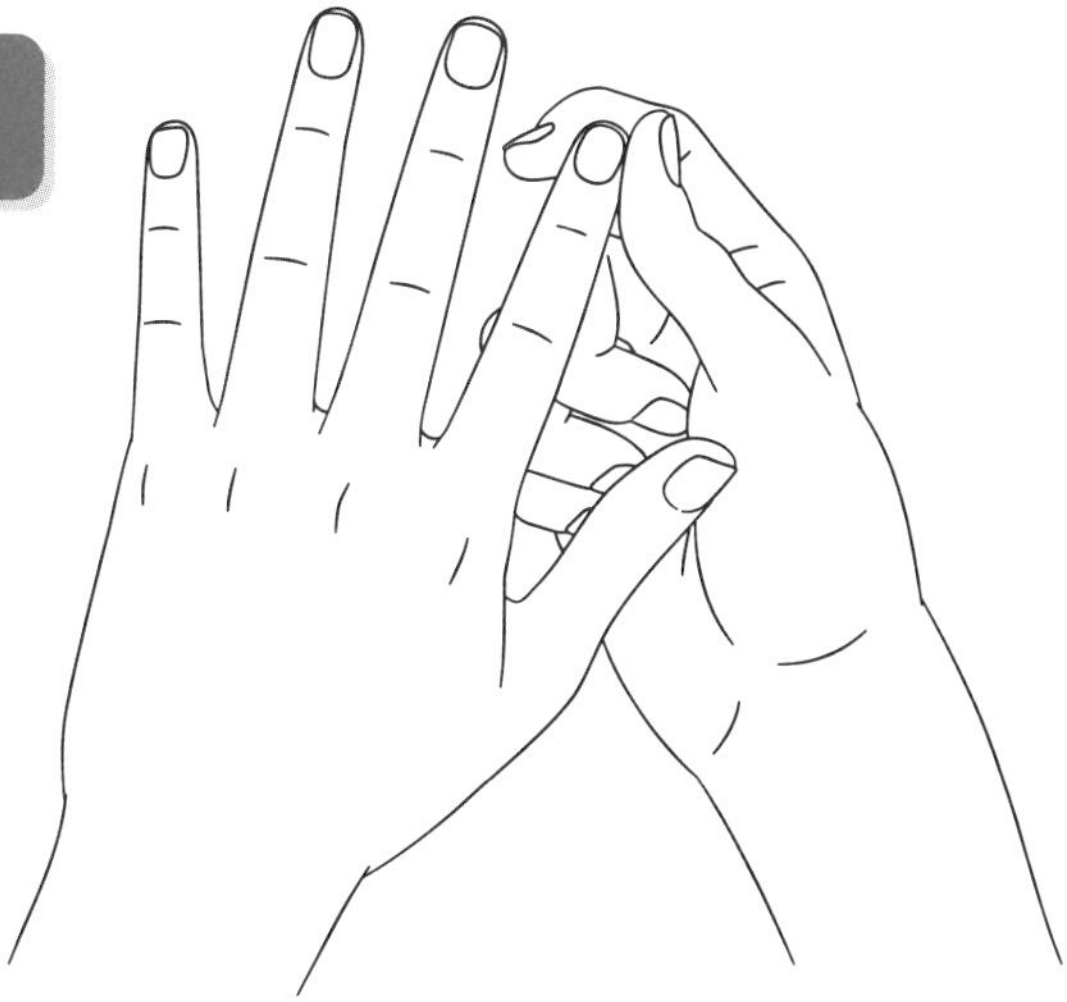

POINT

●痛気持ちいい程度でとどめる。●爪を立てないように注意して行う。

重曹+クエン酸で簡単にできる！

炭酸入浴剤《バスボム》のつくり方

重曹とクエン酸を混ぜることでシュワシュワの
炭酸入浴剤をつくることができます。
まとめてつくっておくと便利なバスボムのつくり方を紹介します。

材料

重曹　　クエン酸　　無水エタノール

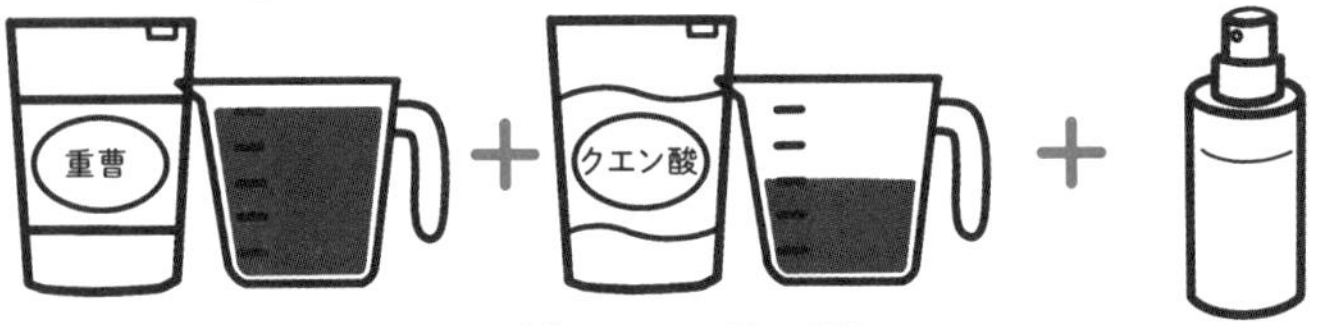

重曹とクエン酸の割合は2：1。
バスボム1つあたり、重曹大さじ2＋クエン酸大さじ1が目安。

精油（エッセンシャルオイル）

好みの香りのものでOK
重曹大さじ2＋クエン酸大さじ1に対し、精油は1 ～ 2滴が目安。

道具

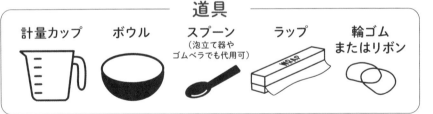

計量カップ

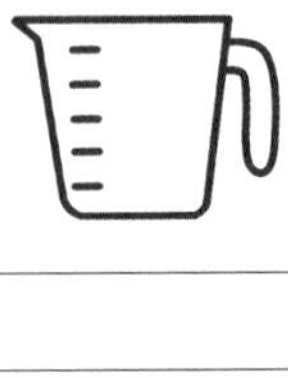

ボウル

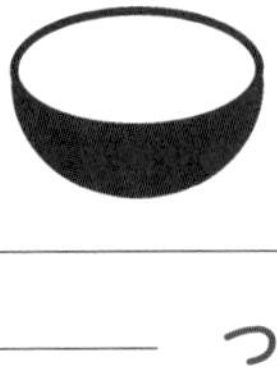

スプーン
（泡立て器や
ゴムベラでも代用可）

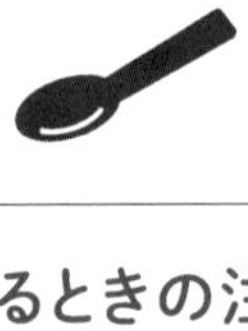

ラップ

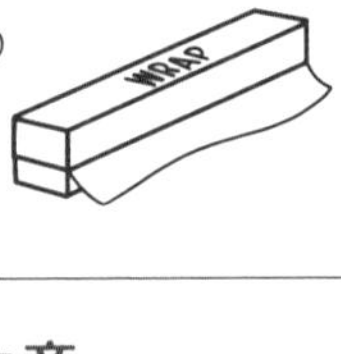

輪ゴム
またはリボン

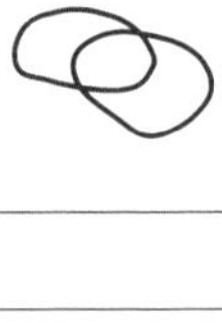

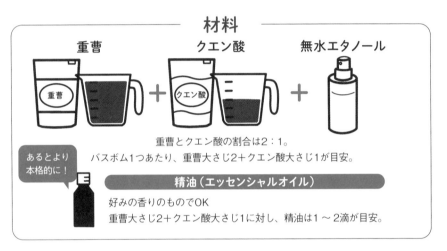

つくるときの注意

※重曹とクエン酸には食用と掃除用があります。バスボムは体に触れるものなので、製品裏面の表示に食品添加物と記載されている食用グレードのものを選んでください。
※計量カップは2：1の分量がわかるものであれば紙コップなどを使用しても大丈夫です。
※クエン酸は酸性で、肌の敏感な方が直接触ると手が荒れることがあります。心配な方や小さなお子さまと一緒につくる場合は、ビニール手袋などを使用してください。
※ラップはクッキングシートでも代用できます。

つくり方

1

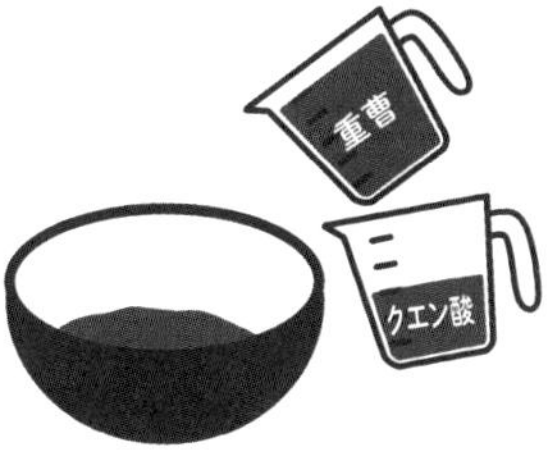

重曹とクエン酸をそれぞれ計量カップではかり、ボウルに入れます。

2

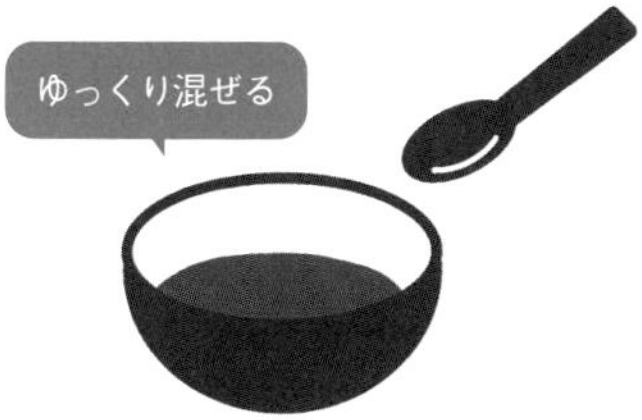
ゆっくり混ぜる

スプーン（泡立て器）を使って、粉が飛び散らないように注意しながらよくかき混ぜます。

3

入れすぎに
注意！

精油を入れる場合は、このタイミングで数滴入れ、軽くかき混ぜます。

4

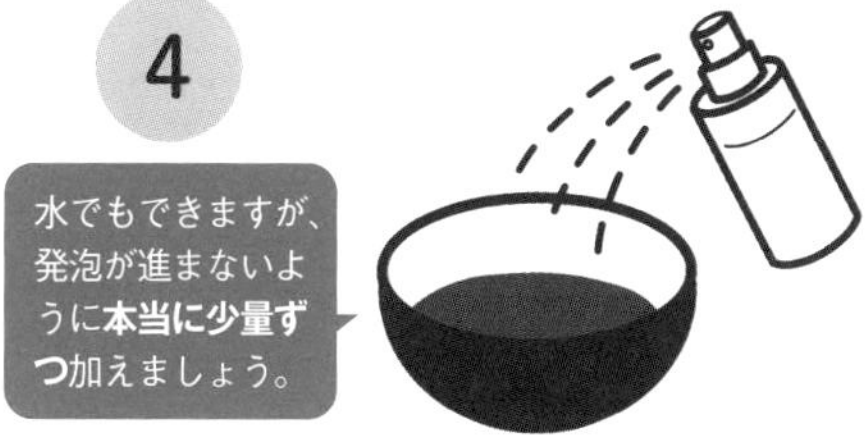
水でもできますが、
発泡が進まないよ
うに**本当に少量ず**
つ加えましょう。

材料をかき混ぜながら、スプレーなどで無水エタノールを少しずつ加えます。

5

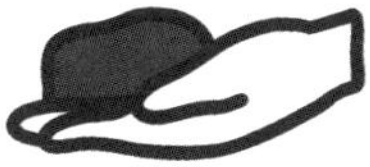

サラサラの状態が、ギュッと握って固まるくらいになったらOKです。

6

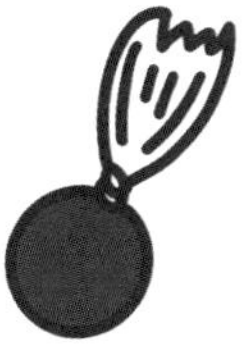

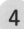

ラップで包んで丸めて、輪ゴムやリボンで口をしばったら完成！

POINT

●岩塩や自然塩を加えてもOK。その場合は精油と同じタイミングで加えます。
●つくり終わった後は、風通しのいい場所で1日乾燥させてください。
●少しずつ発泡しづらくなってくるため、作成から1ヵ月以内に使い切るようにしてください。
●湿気を避けるため、シリカゲルなどと一緒に
ジッパーつきの保存袋などに入れて保管するのがおすすめです。
●シリコン製の型を使えば、色々な形に固められます。

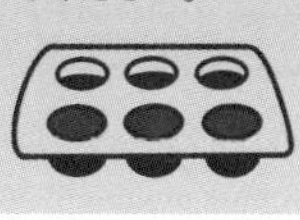

過剰な運動は逆効果! ちょいトレが血管と血液を健康に

激しい運動は血管と血液の負担に

運動も血管・血液の若返りのためには欠かせません。第一に、運動をすると筋肉が鍛えられて基礎代謝が格段にアップします。

基礎代謝とは、体温の維持や呼吸など、生命維持のために最低限必要なエネルギーのこと。**基礎代謝のうち22%もの割合を占めているのが筋肉。基礎代謝が上がれば、脂肪が燃焼されやすくなり、血流もスムーズに**なります。

ただし、**過剰な運動は体に負荷がかかりすぎてストレスになり、活性酸素を発生させる要因**に。

おすすめは、軽めの筋トレで下半身の筋肉を鍛えること。全身の筋肉の約7割が下半身に集中しているため、下半身を重点的に鍛えれば、効率的に筋肉量を増やせるというわけです。また、**「第二の心臓」といわれるふくらはぎの筋肉には、血液を心臓へ押し戻すポンプ機能があります。血流改善には、この筋肉を鍛えることも重要**です。

筋トレのような短時間で負荷をかける運動を「無酸素運動」といいますが、一方、呼吸をしながら時間をかけて行う運動を「有酸素運動」といいます。ウォーキングやスロージョギングといった有酸素運動ではあまり筋肉量は増えませんが、代わりに脂肪を燃焼させる効果があります。この2つを組み合わせて行うのが理想的です。ただし、継続することが最も大切なので、まずは負担の少ない「ちょいトレ」から始めてみましょう。

基礎代謝の22%を占める筋肉

1日に消費するエネルギーの約60%は基礎代謝で占められています。基礎代謝がアップすることで、新陳代謝の活性化、血行の改善、脂肪燃焼などの効果が期待できます。

1日のエネルギー消費量の割合

基礎代謝の内訳

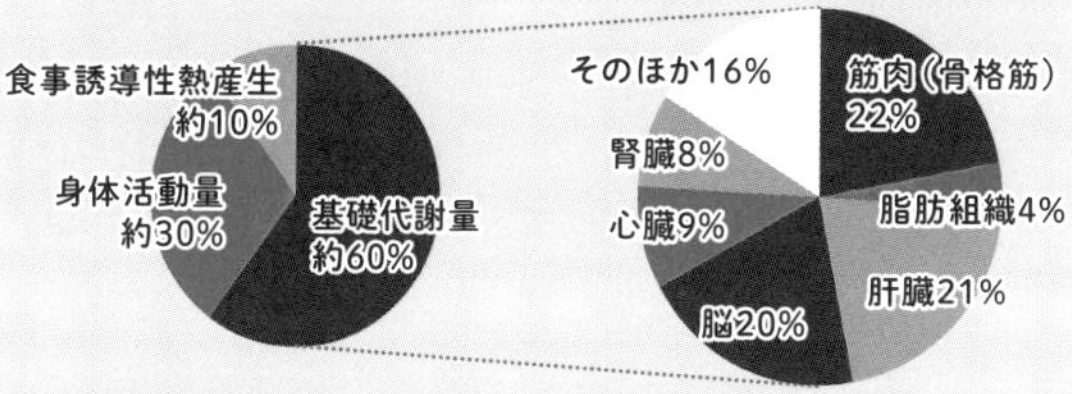

出典：厚生労働省「日本人の食事摂取基準（2020年度版）」をもとに作成。

基礎代謝を上げるなら下半身の筋肉を鍛える

基礎代謝における筋肉の割合は22%。筋肉が多いほど、基礎代謝が高いといえます。全身の筋肉の約7割は下半身に集中しているため、太もも、ふくらはぎを鍛えることで、効率的に筋肉量を増やすことが可能です。

すわるスロースクワット

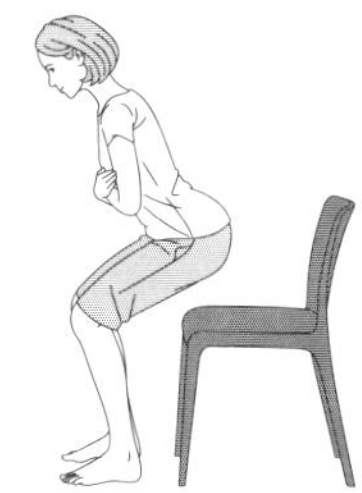

体の中で一番大きい太ももやお尻の筋肉を効率的かつ簡単に鍛えることができます。
→P.120へ

かかと上げ下げ

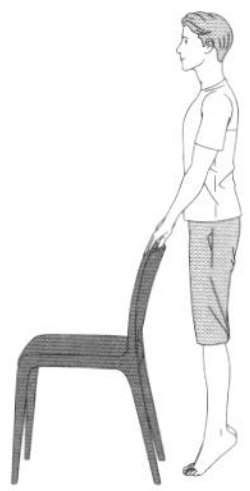

「第二の心臓」と呼ばれるふくらはぎを簡単に鍛えることができます。足のむくみにも効果的。
→P.118へ

1日20分を目標にウォーキングを

筋トレのような無酸素運動とプラスして行いたいのが、有酸素運動。最も簡単な有酸素運動が歩くことです。

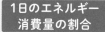

週3回でOK！
血管・血液の健康に欠かせないNOの産生も活性化！

目標1日20分！

有酸素運動の確実な効果は開始20分後くらいから出始めます。1日20分のウォーキングを週に3回行うとよいでしょう。慣れるまでは10分からでもかまいません。続けることが大切です。

血管・血液が若返るちょいトレ①

「第二の心臓」ふくらはぎを鍛える
かかと上げ下げ

血流を促すポンプのような役割を持つふくらはぎを鍛えて、
下半身にたまった血液を循環させます。
むくみにも効果的なので、1日何度でも行ってください。

1セット
10回

1 イスの背もたれに
ひじを伸ばして手をつき、
背すじを伸ばして立つ。

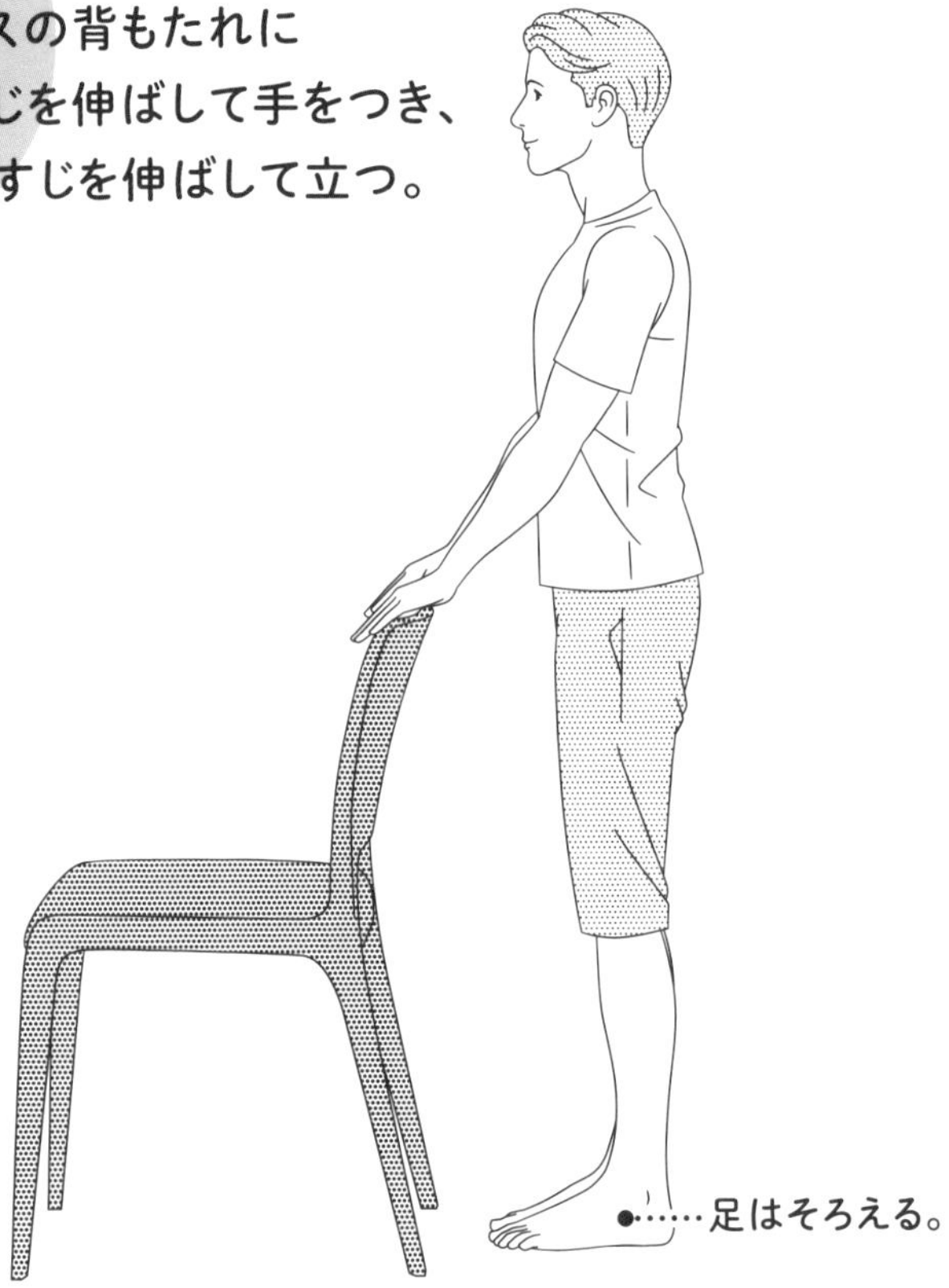

2

**4秒かけてかかとを上げ、
4秒かけて床から
1㎝くらいの
ところまで下げる。
これを10回行う。**

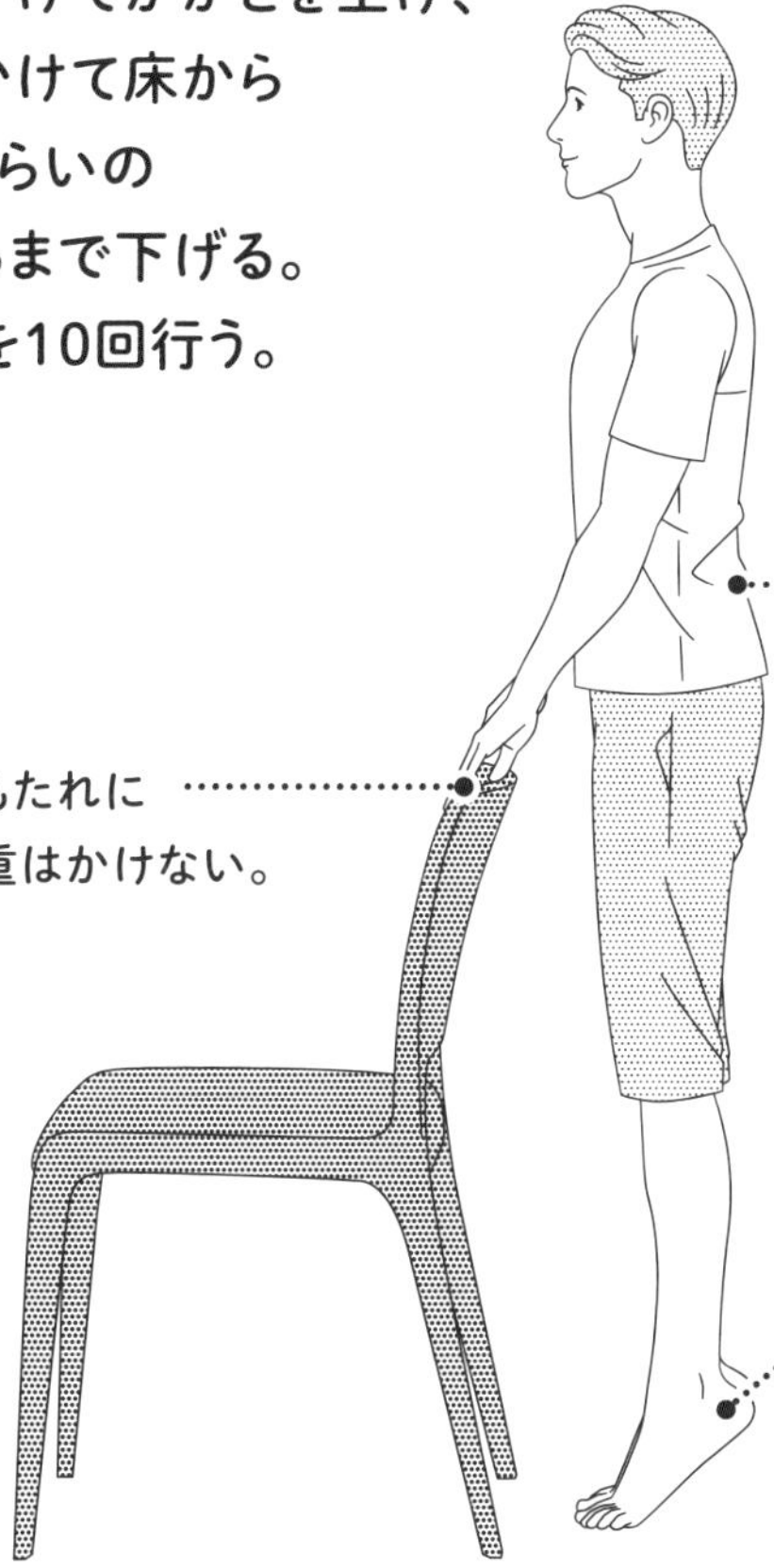
背すじは
伸ばした
まま。
背もたれに
かかとを
床につけない
ようにする。

POINT

血液を下から上へポンプのように押し上げる、ふくらはぎの下腿三頭筋（腓《ひ》腹《ふく》筋、ヒラメ筋）を鍛えます。途中でかかとを床につけないところが重要です。かかとはできるだけ高く上げると効果的なので、バランスのとりやすい足幅を見つけましょう。

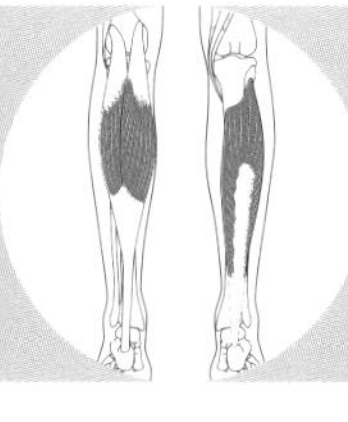

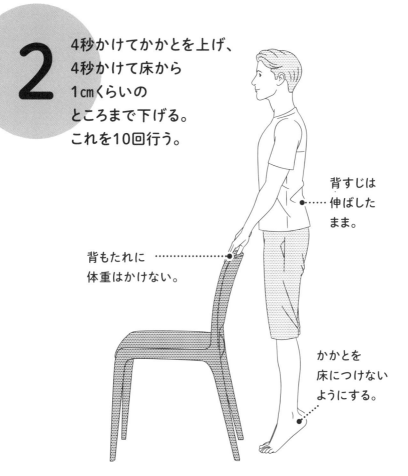

血管・血液が若返るちょいトレ②

基礎代謝を上げ、血流をよくする
すわるスロースクワット

体の中で最も大きい太ももとお尻の筋肉を鍛えられます。
正しいフォームを意識して行うことで、たった5回でも効果あり。
慣れてきたら少しずつ回数を増やしていきましょう。

1セット
5回

1

イスの前に立って
背すじを伸ばし、
胸の前で手を組む。
足は肩幅より
広めに開く。

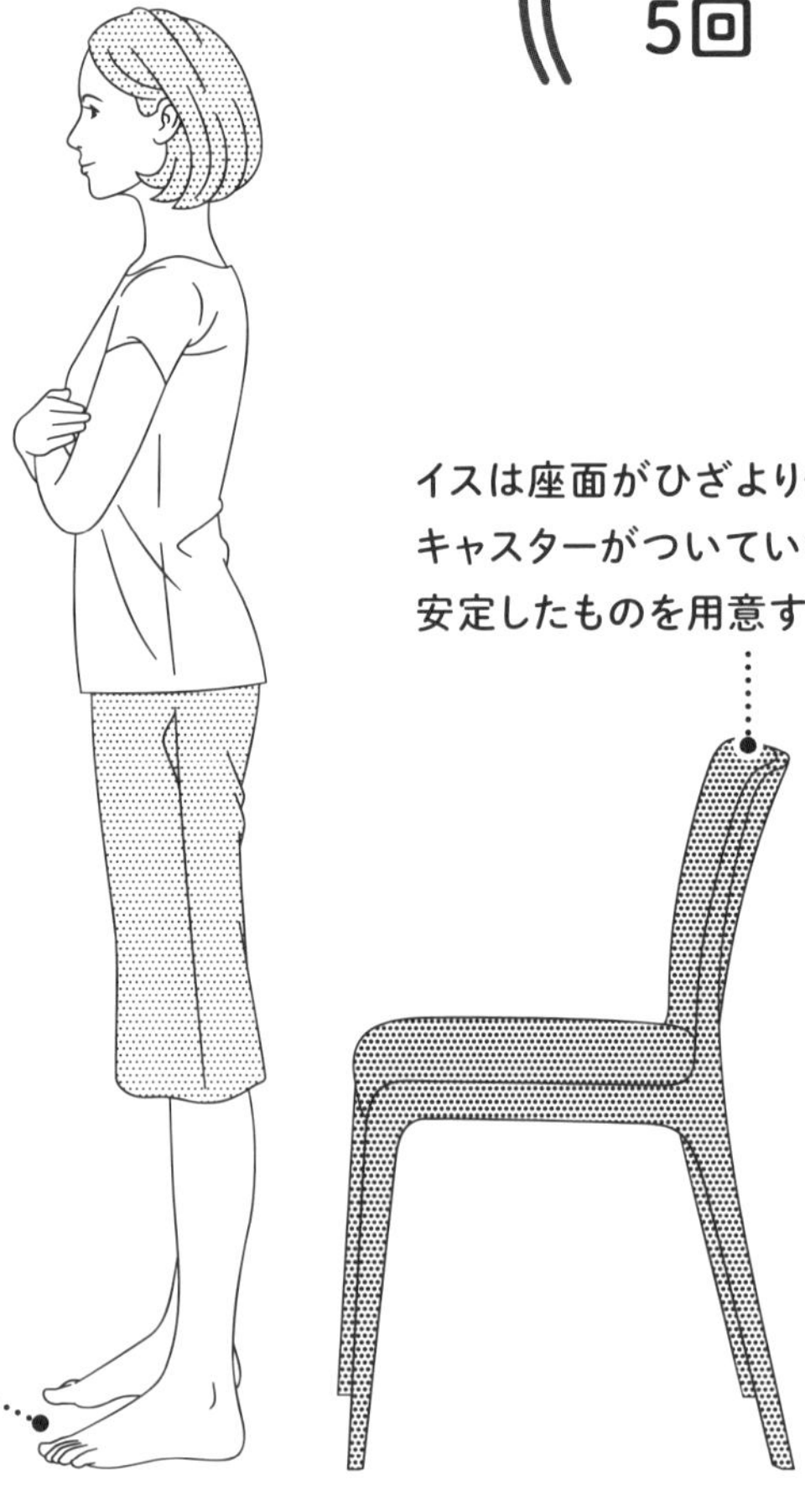

イスは座面がひざより低く、
キャスターがついていない
安定したものを用意する。

つまさきは
前に向ける。

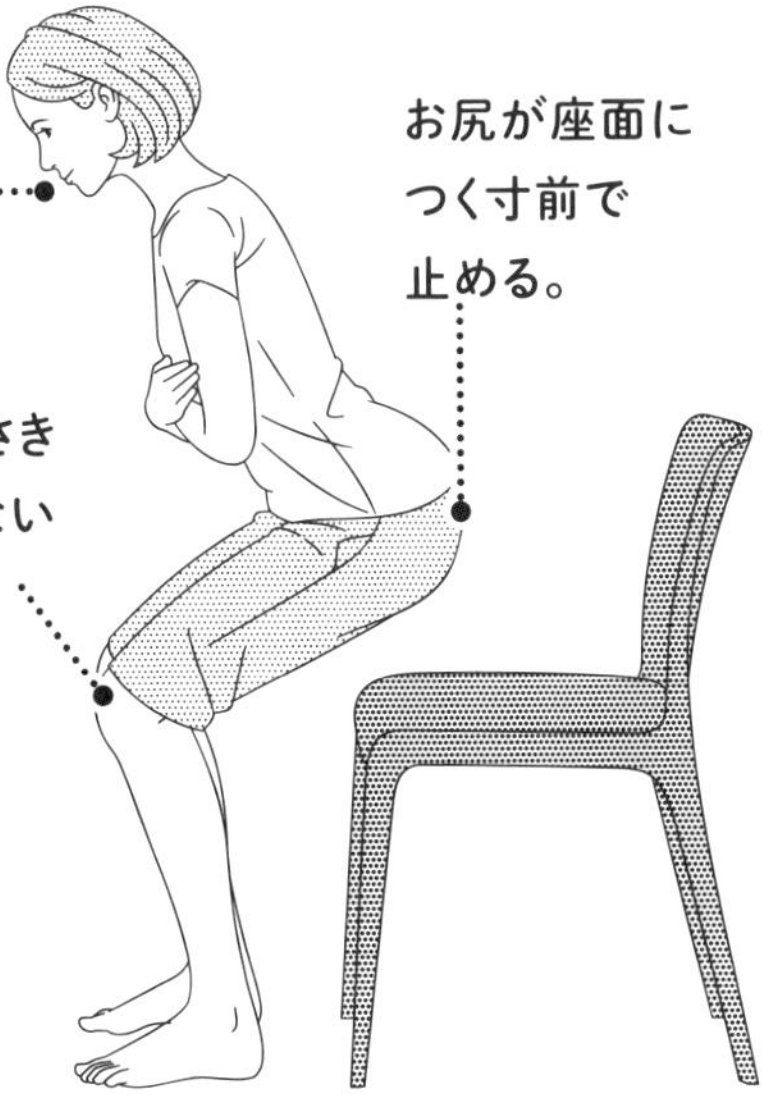
呼吸は止めない。
お尻が座面につく寸前で止める。
ひざがつまさきより前に出ないようにする。

2

**お尻を突き出しながら
4秒かけてひざを曲げ、
太ももがイスにつく直前で止めて
10秒間姿勢をキープする。**

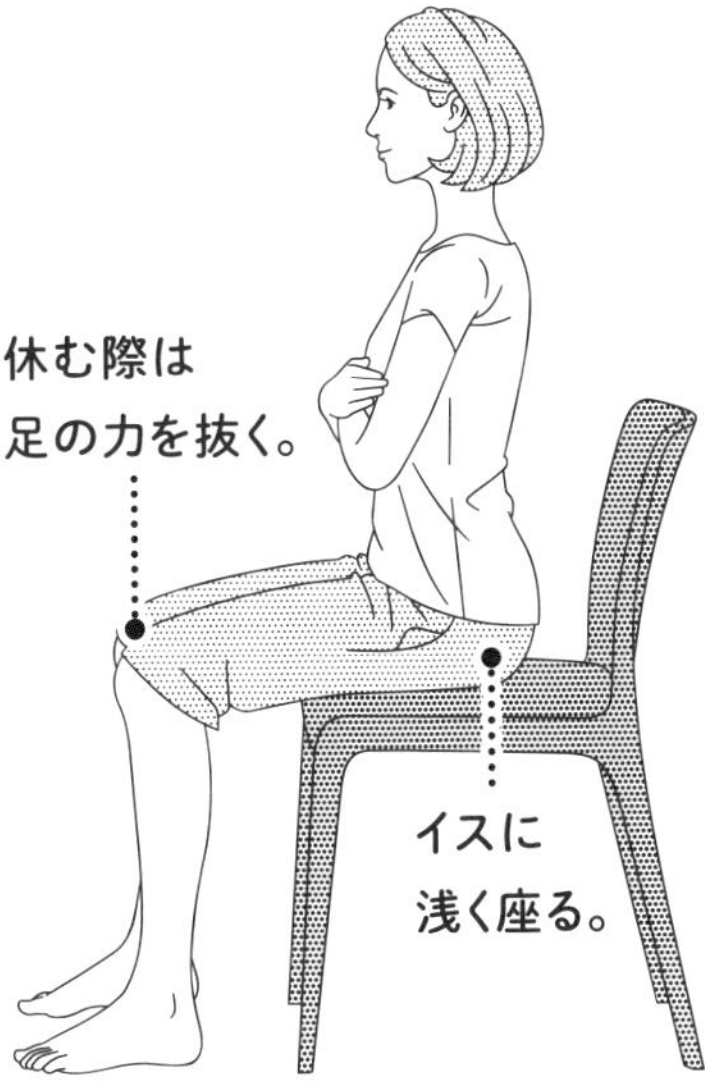

休む際は足の力を抜く。
イスに浅く座る。

3

**10秒経ったら
イスに座って足の力を抜き、
10秒休む。
休んだらゆっくりと立ち上がる。
1〜3を5回行う。**

POINT

下半身を鍛えれば、筋肉量を効率的に増やせます。特に大きい筋肉である太ももの裏のハムストリングス、太ももの前の大腿四頭筋、お尻の大臀筋を効率的に鍛えられるのがスクワット。「スロー」という名前の通り、ゆっくり行うことが肝心です。

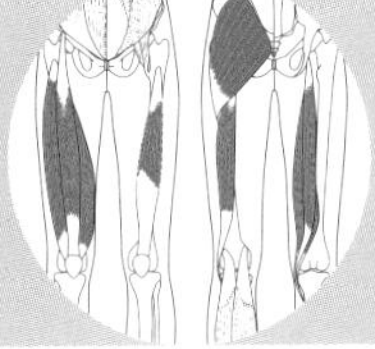

血管・血液が若返るちょいトレ③

毛細血管の機能を高める
手足ぶらぶら体操

仰向けに寝た状態で、上げた手と足を振動させるようにぶらぶらして
手足の毛細血管を刺激し、血液の循環を促します。
ベッドや布団の上でできる動きなので、寝る前の日課にしても。

1セット
1回

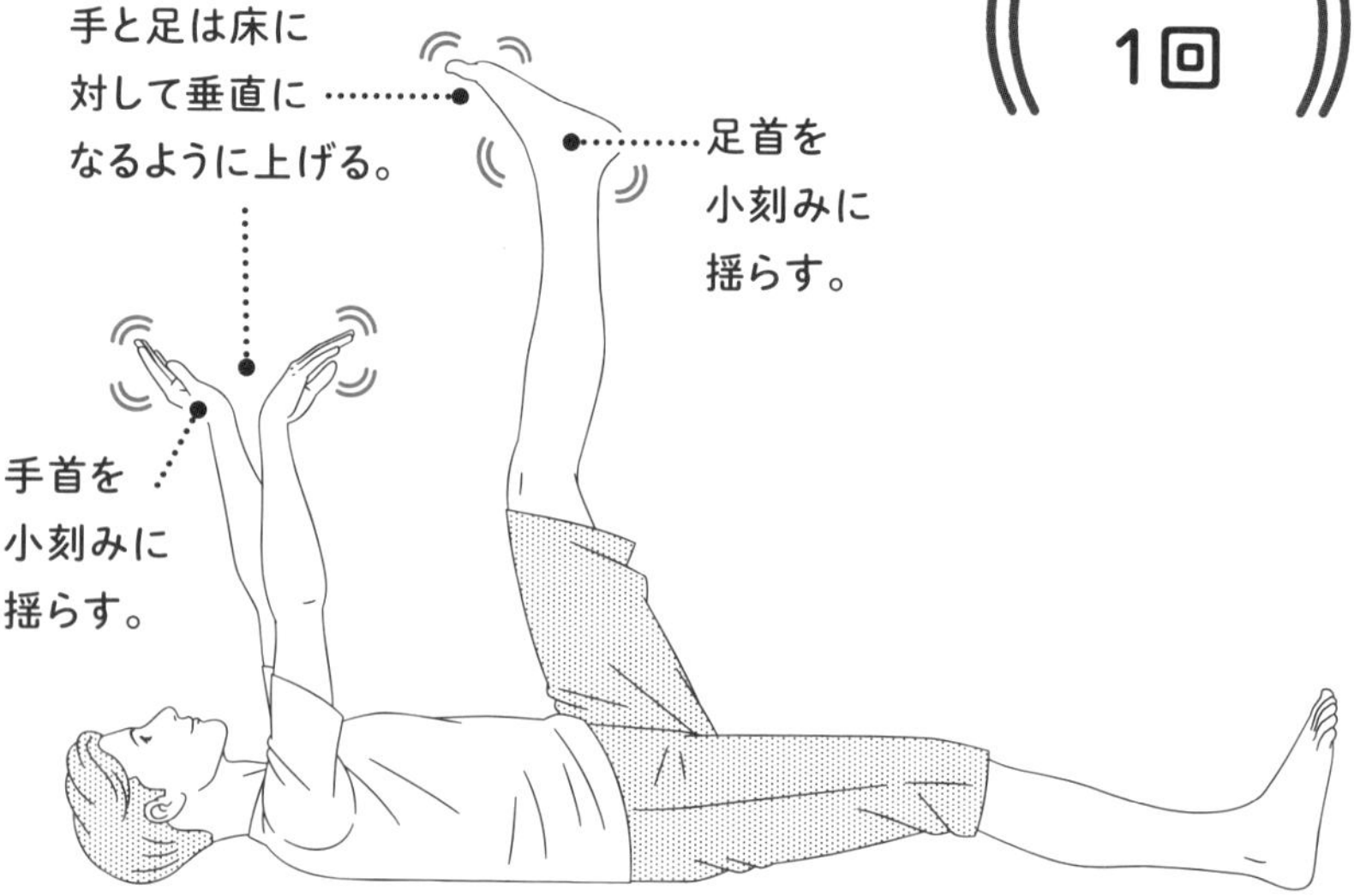
手と足は床に
対して垂直に
なるように上げる。
足首を
小刻みに
揺らす。
手首を
小刻みに
揺らす。

1

両手と片足を天井に向けて上げる。
上げた手足を振動させるようにぶらぶらと30秒間動かす。
手はそのままに、足を下ろしてもう片方の足を上げ、
同様に30秒間動かして手足を下ろす。

2

両手と両足を天井に向けて上げ、
振動させるようにぶらぶらと30秒間動かす。
手足を下ろしてリラックスする。

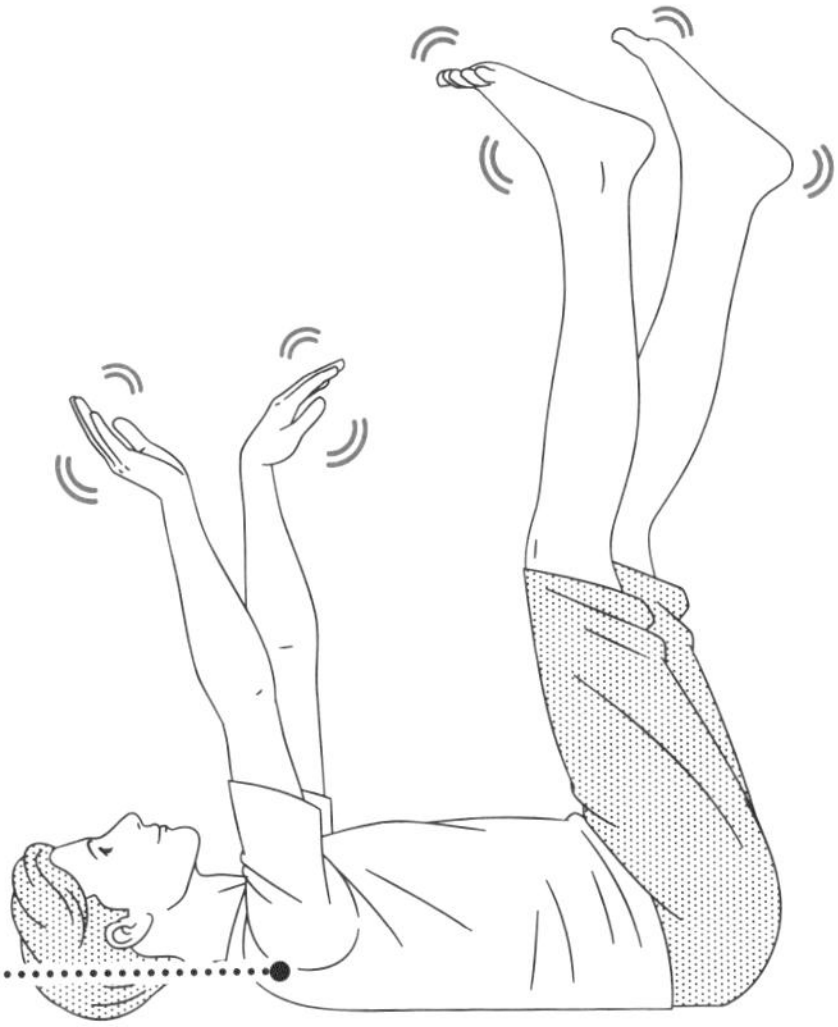

肩に力が
入らない
ようにする。

POINT

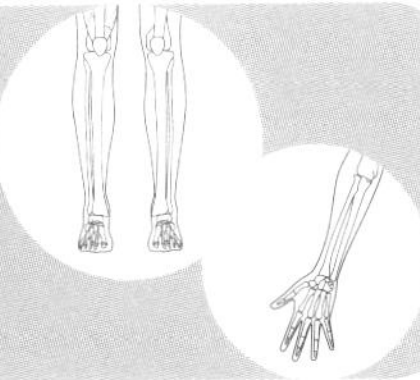

毛細血管の7割は手足に集中しています。この流れをよくすれば、下半身にたまりがちな血液もスムーズに流れるように。手足をぶらぶらさせるだけの簡単な動きですが、1セット終える頃には体がポカポカしてくると思います。

血管・血液が若返るちょいトレ④

呼吸を意識することで自律神経も整う

お尻伸ばし+深呼吸

冷えてガチガチに固まりがちなお尻の筋肉を伸ばして緩めると、
血液やリンパの流れが格段によくなります。
朝、布団から出る前や寝る前に、深呼吸とともに行うとよいでしょう。

1セット
左右各3回

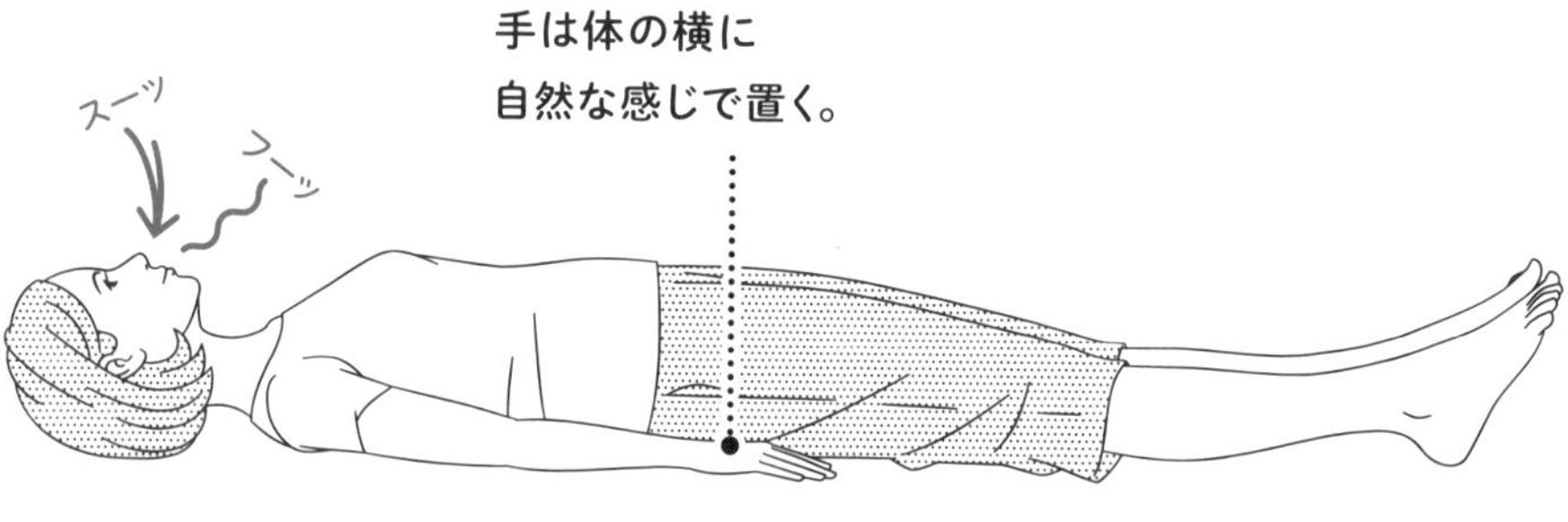
手は体の横に
自然な感じで置く。
スーッ
フーッ

1 仰向けに寝て、体の力を抜く。
鼻から息を吸って1～2秒ほど止め、
口からゆっくり吐く。これを5回繰り返す。

2

息を吸いながら片足のひざを両手で抱える。
息を吐きながら太ももを体に近づけるように
お尻を伸ばして15秒間キープする。
これを左右交互に各3回行い、
1の姿勢に戻って呼吸を整える。

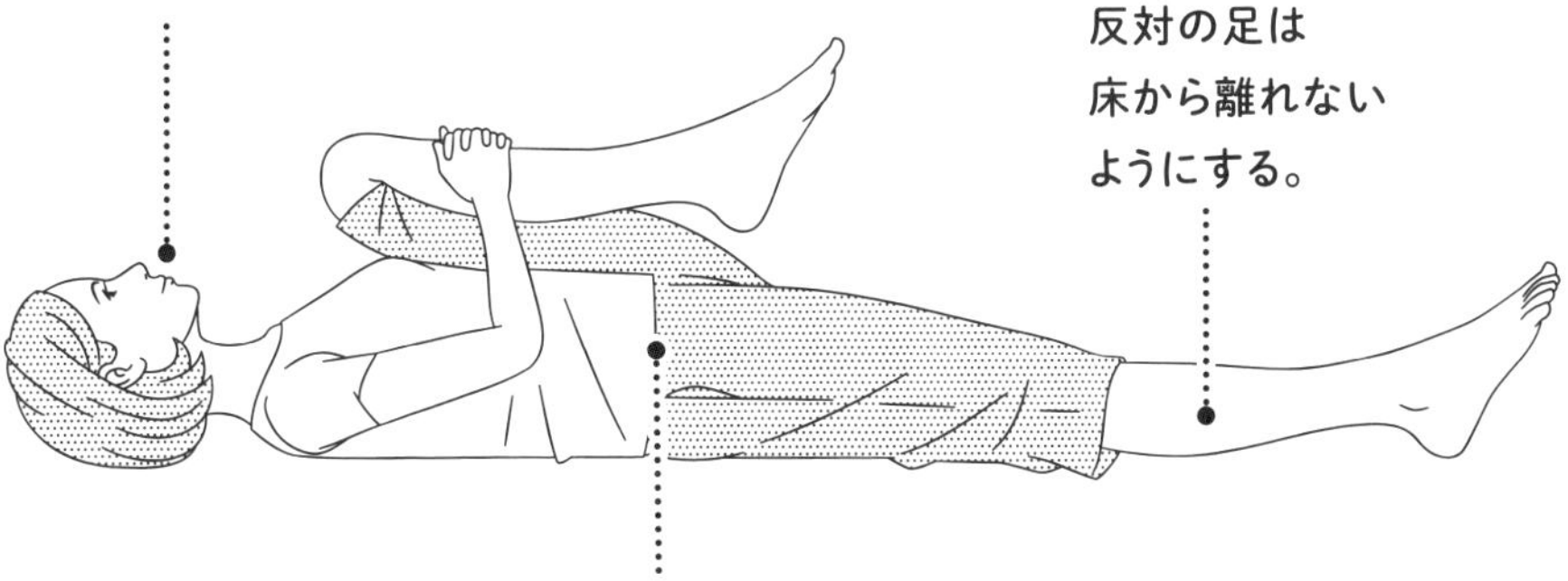
キープ中も
呼吸は止めない。
足は股関節から曲げる。

POINT

お尻は大臀筋・中臀筋・小臀筋などの筋肉が層になっています。この筋肉が固まると、下半身と上半身を繋ぐ血管を圧迫し血流を悪化させます。深い呼吸とともにリラックスしながら、じんわりと筋肉が伸びるのを感じてみてください。

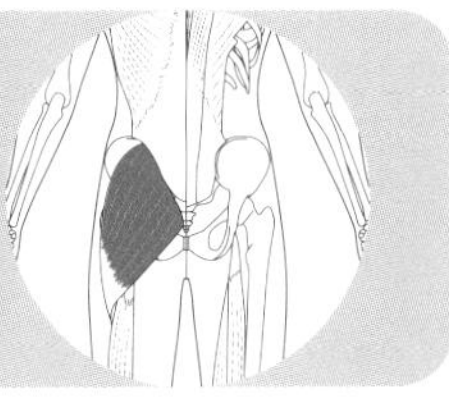

おわりに

最後までお読みいただき、ありがとうございました。

健康寿命を延ばすには、血管と血流を若く健康な状態に保つことが大切であると理解していただけたでしょうか。

健康は何ものにも代えがたい自己資本です。人は、病気になってはじめて健康のありがたさを知るといいます。しかし、それでは遅いのです。

私はかれこれ30年、血液の流れの研究をしてきました。

今、振り返って思うのは、「血液の流れは生活習慣の〝ゆがみ〟が正確に反映されている」ということです。

主な原因は、過食と運動不足。いたって明快ですが、これらを改善するのがことのほか難しい。それは、多くの人の健康への意識が、どこか希薄だからではないでしょうか。

けれども今は、自分の健康は自分で管理しなくてはならない時代です。

「手遅れ」といわれる前に、本書を参考にして「老けた血管」と「ドロドロ血液」を若々しくよみがえらせましょう。

最初はやりやすいことから始めて、徐々にやれることを増やしていけばいいのです。それらが意識せずに継続できる習慣になれば、あなたの血管と血液は今より確実に若さをとり戻し、心身ともに上り調子になるはずです。

血管の中を絶え間なく流れている血液を、まずは少しだけ大切にしてあげてください。血液に目を向け、気にかけてもらえるだけでも、「サラサラ血液」「ドロドロ血液」の名づけ親としては嬉しい限りです。

栗原クリニック 東京・日本橋院長

栗原 毅

著者

栗原クリニック 東京・日本橋院長

栗原 毅（くりはら・たけし）

1951年、新潟県生まれ。北里大学医学部卒業。元東京女子医科大学教授、元慶應義塾大学大学院教授。現在は栗原クリニック 東京・日本橋の院長を務める。日本肝臓学会肝臓専門医。治療だけでなく予防にも力を入れている。血液サラサラの提唱者のひとり。『ズボラでもラクラク！ 内臓脂肪がスルッと落ちる 超悪玉コレステロールも減らす 自宅でできる名医のワザ！』（三笠書房）、『1週間で勝手に痩せていく体になるすごい方法』（日本文芸社）など、監修書・著書多数。

栗原ヘルスケア研究所所長

栗原丈徳（くりはら・たけのり）

1982年、東京都生まれ。歯科医師。鶴見大学歯学部卒業。慶應義塾大学大学院政策・メディア研究科中退。日本抗加齢医学会、日本咀嚼学会、日本摂食嚥下リハビリテーション学会などの会員。「予防歯科」「食と健康」をテーマに活動をしている。特に「口の健康と全身疾患との関連性」について大学や介護施設などで積極的に講演も行っている。

【参考文献】

『1週間で勝手に痩せていく体になるすごい方法』（著者 栗原毅・日本文芸社）・『眠れなくなるほど面白い 図解 内臓脂肪の話』（著者 栗原毅・日本文芸社）・『中性脂肪減×高血圧改善×動脈硬化予防 1日1杯 血液のおそうじスープ』（著者 栗原毅・アスコム）・『血管が強くなる習慣』（著者 栗原毅、栗原丈徳・フォレスト出版）・『医者がすすめる温泉療行 大分県竹田市 長湯温泉』（監修 栗原毅・笠倉出版社）　※このほかにも、多くの書籍やウェブサイトを参考にしております。

STAFF

編集	矢ヶ部鈴香、望月美佳、海平里実（オフィスアビ）
編集協力	菅原夏子、南 朋子 未来型ナチュラル生活研究家・岩尾明子（P.114-115）
イラスト	内山弘隆、しとろんゆー
装丁・デザイン	岡田聡美、宮島 薫、星野由夏、武本朔弥（アイル企画）
カバーイラスト	羽田創哉（アイル企画）
料理制作	磯村優貴恵
校正	玄冬書林

眠《ねむ》れなくなるほど面白《おもしろ》い

図《ず》解《かい》 血《けっ》管《かん》・血《けつ》液《えき》の話《はなし》

2024年 5月 1日　第1刷発行
2024年10月20日　第4刷発行

著　者	栗原《くりはら》 毅《たけし》 栗原《くりはら》丈徳《たけのり》
発行者	竹村 響
印刷所・製本所	TOPPANクロレ株式会社
発行所	株式会社日本文芸社 〒100-0003　東京都千代田区一ツ橋1-1-1 パレスサイドビル8F

乱丁・落丁などの不良品、内容に関するお問い合わせは
小社ウェブサイトお問い合わせフォームまでお願いいたします。
ウェブサイト　https://www.nihonbungeisha.co.jp/

Printed in Japan 112240419-112241011Ⓝ04　(300075)
ISBN 978-4-537-22205-0

（編集担当：上原）